新装版

ナースによるナースのための
がん患者のペインマネジメント

編集・執筆 高橋美賀子 + 梅田 恵 + 熊谷靖代

日本看護協会出版会

Nursing Today

本書を読まれる皆さまへ

▶初版によせて

　いま，欧米では"根拠に基づいた医療／実践（Evidence-based Medicine/Practice）"を行うことが進められています。つまり，臨床研究で得られた客観的な事実に基づいて判断し，実践していく方法で，個人的経験や病態生理を重視して行ってきた今までの医学とは一線を画すものです[1,2]。看護においても同様に，Evidence-based Nursing Practice が注目されています[3,4]。これまで私たち看護師は，きちんとした根拠，つまり研究結果を積み重ねて得られた科学的根拠に基づいたケアを行ってきたでしょうか。看護ケアは，古くからの経験的根拠に基づいて行われてきた部分が多かったように思います。

　それは，ペインマネジメントを行ううえでも同様ではないでしょうか。たとえば痛みのアセスメント，あるいは鎮痛薬の使い方，マッサージや温罨法など，どれだけの根拠に基づいて行っているでしょうか。その根拠について患者に十分に納得できるような説明ができているでしょうか。今後インフォームド・コンセントや情報開示がさらに進んでくると，恐らく，経験的根拠あるいは how to だけで行っていては，それを受ける患者が納得しない時代になってくるでしょう。

　これからは，看護師自身が積極的に看護ケアの根拠となるものを研究あるいは活用していかなければならないと思います。現在では，看護研究の数はまだそれほど多くはありませんので，必ずしも十分な科学的根拠となる研究の積み重ねがあるわけではありません。また，忙しい臨床の中で研究を行ったり，必要な文献を探して活用することは，エネルギーのいることだと思います。しかし，根拠に基づいたケアを少しずつでも行っていくように努力していくことが求められます。また，それが看護の質を高めていくことにもなるのです。

　本書では，がん疼痛に焦点を当て，ペインマネジメントを実施するうえで看護師が知っておくべき生理学的知識や薬理学的知識をわかりやすく解説し，さらにアセスメントや疼痛緩和技術についての「根拠（Evidence）」に触れながら記述しました。また，本書では，すぐに実践で活用できるように，実践での看護師の行動にできる限り則したかたちでペインマネジメントの方略を紹介しました。

　本書は，患者が主体となってペインマネジメントに参加することをめざして編集しています。したがって，医療者が主語になる用語はできる限り避けました。例えば，「投与」や「与薬」は「投げ与える」あるいは「薬を与える」という意味をもつため，「使用」あるいは「服用」という言葉を用いています。聞き慣れない部分もあるかと思いますが，ご理解いただければと思います。

　ペインマネジメントを実施するにあたり，看護師がまったく関与しない部分というのはありません。看護師がこれらの実践の根拠を知ることで，質の高いペインマネジメントを促進する大きな原動力になることを願っています。

1999 年 9 月　編集・執筆を代表して
岡田　美賀子

▶新装版にあたって

　本書の初版が刊行された頃を振り返ると，この15年ほどで日本におけるペインマネジメントの質は大きく進歩しました．オピオイドの種類や剤形も増え，個々の患者さんの症状や副作用，アドヒアランスなどの状況にあわせて種類や剤形を幅広く選択できるようになりました．

　がん対策基本法施行によって，医療者の教育も急速に充実してきており，現在では厚生労働省の推進による10万人の医師が受けることを目標とした医師のための緩和ケア研修（PEACE）が全国で行われています．看護師教育も，ELNEC-J（The End-of-Life Nursing Education Consortium Japan）など緩和ケア教育の急速な発展により，全国でもペインマネジメントに関する研修が受けやすい環境が整いつつあります．このような教育の効果もあり，以前のようにオピオイドの使用を躊躇する医療者はかなり少なくなってきました．

　また近年ではインターネットの普及により，患者・家族も多くの情報を集めることができるようになったため，以前よりは積極的にオピオイドを使用できるようになってきている印象があります．しかし，いまだオピオイドに抵抗感をもつ患者や家族も少なくなく，医療者とのコミュニケーションの中で，患者や家族の思いを受け止めながら，わかりやすい言葉で説明を行っていくことの重要性も改めて感じます．

　これからは，痛みを取り除くことだけではなく，患者・家族が納得できる情報提供や，患者のQOLを高めるために，さらに質の高いマネジメント方法が必要とされるでしょう．私たち看護師の役割として，患者の生活という視点で，個々にあったペインマネジメント方法を患者・家族とともに話し合い，多職種と協働しながら援助していくことが求められます．

　今回の新装版のサブタイトルでは"Evidence-based Nursing"という言葉は使いませんでしたが，できる限り新しく質の高い研究をもとに，ペインマネジメントに役立つ内容となるよう心がけました．この本が，臨床の看護師の皆さんが主体的にペインマネジメントに取り組む原動力になればと切に願っています．

2014年1月　編集・執筆を代表して
高橋　美賀子

■引用文献
1）山本和利：EBM入門1　経験・権威主義を否定した科学的医学，メディカル朝日，1, 30-34, 1997.
2）瀬戸山 修：Evidence-based Medicineのてはじめ―基本的考え方とその背景，ターミナルケア，8(2), 148-151, 1998.
3）Cullum, N. et al.：Evidence-based nursing：an introduction, Nursing Standard, 11(28), 32-33, 1997.
4）Simpson, B.：Evidence-based nursing practice：The state of the art, The Canadian Nurse, 92(10), 22-25, 1996.

目次

本書を読まれる皆さまへ..高橋美賀子......iii
執筆者プロフィール..viii

第 1 章
がん患者のペインマネジメントの重要性と看護師の役割　　高橋美賀子......1
　1　がん患者のペインマネジメントの重要性..1
　2　がん患者のペインマネジメントにおける現在の問題点..................................2
　3　がん患者のペインマネジメントにおける看護師の役割..................................4

第 2 章
看護師がなぜ根拠に基づいた援助を提供する必要があるのか　　熊谷靖代......7
　1　EBM／EBN／EBP について..8
　2　看護師が実践の根拠を知る意義..11
　3　インフォームド・コンセントの意義..12
　4　個人情報保護について..14

第 3 章
痛みの起こるメカニズム　　高橋美賀子......17
　1　痛みの定義..17
　2　痛みの分類と特徴..18
　3　痛みのメカニズム..19
　4　がん疼痛の特徴..23

第 4 章
痛みのアセスメント　　高橋美賀子......27
　1　アセスメントの前提..27
　2　アセスメントの具体的ポイント..29

第 5 章
がん疼痛に対する薬物療法と看護師の役割 ... 39

1. 薬物療法における看護師の役割 ... 梅田 恵 ... 39
2. ペインマネジメントにおける基本薬物 ... 梅田 恵 ... 47
3. オピオイドの増量 ... 梅田 恵 ... 52
4. オピオイドの減量 ... 梅田 恵 ... 53
5. オピオイドスイッチ ... 梅田 恵 ... 54
6. オピオイドの副作用の予防と対策 ... 梅田 恵 ... 55
7. 鎮痛補助薬の種類と作用機序 ... 高橋美賀子 ... 58
8. オピオイド関連のトラブルへの対応 ... 熊谷靖代 ... 59

第 6 章
ペインマネジメントに役立つ看護技術 ... 65

1. 痛みの閾値を上げるケア ... 梅田 恵 ... 66
2. コミュニケーション（接し方） ... 梅田 恵 ... 68
3. 身体的介入 ... 高橋美賀子 ... 70
4. 心理社会的介入 ... 高橋美賀子 ... 71
5. ポジショニング ... 梅田 恵 ... 73

第 7 章
精神面・社会面・スピリチュアルな側面の理解 ... 75

1. 社会の中でのがん疼痛の理解 ... 梅田 恵 ... 76
2. 痛みの意味 ... 高橋美賀子 ... 77
3. 患者の経験とライフサイクルを理解する ... 梅田 恵 ... 78
4. 精神面の援助 ... 熊谷靖代 ... 81
5. スピリチュアルケア ... 梅田 恵 ... 83
6. 家族へのケア ... 梅田 恵 ... 84

第 8 章
患者・家族教育 ... 熊谷靖代 ... 87

1. 患者のペインマネジメント参加に影響する因子―コントロール感覚 ... 88
2. 患者がペインマネジメントに主体的に関わるために―自己効力感 ... 88
3. 患者・家族に説明を始める前に ... 90
4. 痛みを緩和する意義についての教育 ... 92
5. 薬物療法に関する教育 ... 95
6. 薬物以外のペインマネジメントの方法についての教育 ... 96
7. 在宅療養へ移行するための教育 ... 96
　　事例：モルヒネの使用・増量に抵抗を示す患者 ... 高橋美賀子 ... 99

第 9 章
その他の緩和療法　熊谷靖代 …… 101

1　放射線治療 …… 101
2　神経ブロック …… 104
3　化学療法 …… 107
4　手術療法 …… 108
5　鍼　灸 …… 108

第 10 章
チームアプローチ　熊谷靖代 …… 111

1　チームアプローチの特徴と課題 …… 111
2　チームの中での看護師の役割 …… 112
3　痛みの情報の効果的な伝達方法 …… 113
4　アサーティブな意見の交換 …… 114
5　具体的な治療のための調整 …… 118

第 11 章
退院調整と自宅で活用できる諸サービス　熊谷靖代 …… 121

1　入院中の退院調整 …… 121
2　自宅でのペインマネジメントに必要な調整 …… 122
3　在宅療養で必要となる社会資源の活用 …… 125

用語の解説 …… 127
本書を読んでくださった皆さまへ　熊谷靖代 …… 131
索　引 …… 132

執筆者プロフィール

高橋美賀子 Takahashi Mikako
1968年東京都生まれ。1991年聖路加看護大学卒業後，聖路加国際病院勤務。1995年1月から5月までMemorial Sloan-Kettering Cancer Center（ニューヨーク）などでペインマネジメントの研修を受け，同年6月聖路加国際病院に復職。1997年聖路加看護大学大学院修士課程がん看護CNS（専門看護師）コース入学，1999年同大学院修了後，聖路加国際病院緩和ケア病棟，緩和ケア外来・緩和ケアチーム担当を経て，2010年からオンコロジーセンター勤務。2000年がん看護専門看護師認定。
執筆担当：第1章，第3章，第4章，第5章7，第6章3，4，第7章2，第8章7（事例）

梅田 恵 Umeda Megumi
1965年京都府生まれ。1987年京都市立看護短期大学卒業後，淀川キリスト教病院勤務。1990年聖路加看護大学編入学，1992年同大学卒業後，イギリスにて緩和ケア研修を受ける。1994年昭和大学病院勤務。1997年聖路加看護大学大学院修士課程がん看護CNS（専門看護師）コース入学，1999年同大学院修了後，昭和大学病院緩和ケアセンター勤務を経て，2006年オフィス梅田設立。2009年（株）緩和ケアパートナーズ（www.kanwacarep.com/）設立，代表取締役就任。2013年聖路加看護大学大学院博士後期課程修了。2000年がん看護専門看護師認定。
執筆担当：第5章1〜6，第6章1，2，5，第7章1，3，5，6

熊谷靖代 Kumagai Yasuyo
1968年三重県生まれ。1991年千葉大学看護学部卒業後，聖路加国際病院勤務。1994年千葉大学大学院博士前期課程入学，1996年同大学院修了後，国立がんセンター中央病院を経て，社会保険中央総合病院勤務。2007年がん看護専門看護師認定。
執筆担当：第2章，第5章8，第7章4，第8章1〜7，第9章，第10章，第11章

第1章 がん患者のペインマネジメントの重要性と看護師の役割

1 がん患者のペインマネジメントの重要性

 がん患者にとって、痛みはとても深刻な問題の一つです。WHO（世界保健機関）によると、がん患者の20〜50％は、診断時に痛みを経験しているといわれています[1]。過去40年の痛みのデータをまとめた報告では、全がん部位で53％、進行がんでは64％の患者で痛みを生じていたとされており[2]、非常に多くのがん患者が痛みに苦しんでいるといえます。
 WHOは、1986年に「WHO方式がん疼痛治療法」を発表しました[3]。これは、非ステロイド性抗炎症薬（NSAIDs：Non-Steroidal Anti-Inflammatory Drugs）やアセトアミノフェン、コデインリン酸塩、オピオイド（オピオイド受容体に結合して薬理作用を現す薬物の総称）などの鎮痛薬を鎮痛効果の強さに応じて段階的に使用することで効果的に除痛を図る方法です（第5章を参照）。この方法を用いた施設では、80〜90％の患者で除痛が図れたと報告されています[1]。つまり、効果的に鎮痛薬を用いることで、ほとんどの痛みを取り除くことができるようになっているといえます。
 しかし国内では、あるがん専門病院の患者を対象に調査したところ、患者の70％は十分に痛みが治療されておらず、特に進行がんでない患者では不十分だったという結果が出ています[4]。このように、いまだ十分ながん疼痛マネジメントが行われているとは言い難いのが現状であり、がん疼痛の適切なマネジメントは、現在でもがん医療の大きな課題となっています。
 痛みは身体的な苦痛をもたらすことはもちろんのこと、精神的・社会的にも大きな影響を及ぼし、がん患者のQOL（Quality of Life）を著しく低下させるものです。がん疼痛がQOLに与える影響として表1-1の事項があげられて

表1-1 がん疼痛がQOLに与える影響

身体面 Physical	機能的能力の低下　Decreased functional capability 強さ，耐久力の低下　Diminished strength, endurance 嘔気，乏しい食欲　Nausea, poor appetite 不十分な，または中断する睡眠　Poor or interrupted sleep
精神面 Psychological	レジャーや楽しみの低下　Diminished leisure, enjoyment 不安，恐怖の増大　Increased anxiety, fear うつ，個人的苦悩　Depression, personal distress 集中することの困難さ　Difficulty concentrating 身体への意識の集中　Somatic preoccupation コントロールの喪失　Loss of control
社会面 Social	社会的関係の低下　Diminished social relationships 性機能，情動の減少　Decreased sexual function, affection 外見の変化　Altered appearance
スピリチュアルな面 Spiritual	苦悩の増大　Increased suffering 意味の変化　Altered meaning 宗教的信仰心の再評価　Reevaluation religious beliefs

(Ferrell, B.R. et al. : Pain as a metaphor for illness, Part I, Impact of cancer pain on family caregivers, Oncology Nursing Forum, 18(8), 1303-1309, 1991)

います。

　転移性乳がんで痛みのある人を調査した研究では，77％が家事に，65％が日常生活に影響を受けており，56％が睡眠に障害があったことが明らかになっています[5]。Spiegelらによる男女のがん患者144人を対象とした研究では，強い痛みを経験しているグループでは33％の患者でうつが認められ，弱い痛みのグループの13％に比べて有意に高かったという結果が出ています。また，痛みが強いグループでは有意に不安が強く，より抑うつ的であったと報告されています。同研究の転移性乳がんを対象とした分析では，痛みの強さは倦怠感，活力や全体的な気分の障害と有意に関連していました[6]。Lairdらのレビューでも，がん疼痛をもつ患者の36.5％がうつを生じていることが明らかにされています[7]。

　さらに，痛みはがん患者の家族にも大きな影響を及ぼします。Miaskowskiらの研究で，痛みのあるがん患者と痛みのないがん患者の家族を比較したところ，痛みのあるがん患者の家族のほうがはるかに緊張やうつが強いことがわかっています[8]。また，Ferrellらの研究では，痛みのあるがん患者の家族のQOLは，身体面・精神面・社会面，そしてスピリチュアルな側面すべてにおいて破綻していることが指摘されています[9]。したがって，痛みを取り除くことは，がん患者だけでなく，その家族のQOLを向上させるためにも非常に重要なことだといえます。

2 がん患者のペインマネジメントにおける現在の問題点

　適切ながん患者のペインマネジメントを阻害する要因には，医療者側の問題，患者側の問題，保健医療システムの問題があります[10]。表1-2をみると，医療者側の問題のほとんどは，ペインマネジメントや鎮痛薬に関する知識不足であることが明らかです。

　WHO方式がん疼痛治療法の提唱から20年以上経っても，我が国における医師の認知度は非常に低くなっています。日本人医師のWHO方式がん疼痛治療法の認知度は，2008年の厚

表1-2 がん患者のペインマネジメントの阻害因子

医療者に関連する問題 *Problems related to health care professionals*
- 痛みのマネジメントに関する不十分な知識　*Inadequate knowledge of pain management*
- 痛みのアセスメントの貧弱さ　*Poor assessment of pain*
- 取締薬物の規制に関する懸念　*Concern about regulation of controlled substances*
- 中毒に関する恐れ　*Fear of patient addiction*
- 鎮痛薬の副作用に関する懸念　*Concern about side effects of analgesics*
- 鎮痛薬に耐性ができることについての懸念　*Concern about patients becoming tolerant to analgesics*

患者に関連する問題 *Problems related to patients*
- 痛みを訴えることへの躊躇　*Reluctance to report pain*
  - 病気の治療から医師の気を散らすことへの懸念
    Concern about distracting physicians from treatment of underlying disease
  - 痛みが病気の進行を意味することへの恐れ　*Fear that pain means disease is worse*
  - よい患者でなくなることへの懸念　*Concern about not being a "good" patient*
- 鎮痛薬を使うことへの躊躇　*Reluctance to take pain medications*
  - 中毒への恐れ、または、中毒だと思われることへの恐れ
    Fear of addiction or of being thought of as an addict
  - 管理できない副作用についての心配　*Worries about unmanageable side effects*
  - 鎮痛薬に耐性ができることへの懸念　*Concern about becoming tolerant to pain medication*

保健医療システムに関連する問題 *Problems related to the health care system*
- がん疼痛治療に対する優先順位の低さ　*Low priority given to cancer pain treatment*
- 不十分な償還　*Inadequate reimbursement*
  - 最も適切な治療は償還されないか、あるいは患者と家族にとってコストがかかりすぎる
    The most appropriate treatment may not be reimbursed or may be too costly for patients and families
- 取締薬物の制限の多い規制　*Restrictive regulation of controlled substances*
- 治療の利用可能性あるいは利用しやすさの問題　*Problems of availability of treatment or access to it*

(Jacox, A. et al. ed.: Management of Cancer Pain—AHCPR Clinical Practice Guideline Number 9, Agency for Health Care Policy and Research, p.17, U.S. Department of Health and Human Services, 1994)

生労働省の調査では、「内容をよく知っている」医師は19.5％、「内容をある程度知っている」は27.6％となっており、両者を併せても半数に満たなかったとの結果が出ています[11]。また、終末期がん患者のがん疼痛の完全除痛率は、2004年の調査では、がんセンターでも64.3％、大学病院においては39.8％と非常に低く[12]、多くのがん患者がいまだ痛みに苦しんでいる状況がうかがいしれます。

2010年の服部ら[13]のインターネット調査では、「医療用麻薬を用いた痛み治療は、中毒になるので終末期のみ行うべきである」という質問に、医師の88.6％、看護師の82.0％が「まったくそう思わない」と「そう思わない」と回答しているものの、11.4％の医師、17.9％の看護師は「どちらでもない」「そう思う」「非常にそう思う」と回答しています。調査対象の違いから、前出の厚生労働省の報告とはデータに差があるのだと思われますが、総合的にみるといまだ医療者の知識不足は否めないのが現状といえるでしょう。

また、患者側の問題の多くも鎮痛薬に対する誤った情報から生じているものです。患者が誤った情報をもつ原因として、古くからの誤りの多い考え方が医療者の態度から患者や家族に伝わったためであることが指摘されています[14]。医療者がモルヒネなどのオピオイドを使うことを躊躇したり、悪い点を強調することによって、患者や家族は暗黙の内に「モルヒネはよくない」というイメージをもつようになっていくのです。近年でも、がん患者団体の会員を対象にした調査[15]では、痛みがあるにも関わらず痛みを訴えなかった理由として、「痛みはがまんできる・できたため」という回答が52.2％、次

いで「すぐに痛みが始まったため」が21.7％でした。患者側の痛みそのものへの誤解，つまり，痛みをがまんすることの弊害に関する誤解もあると考えられ，医療者が正しい知識をもち，患者に正しい情報を提供することによって改善できる部分が多いと考えられます。

近年では，日本でも緩和ケアへの関心が非常に高まってきているので，看護師の知識レベルもこの調査の頃よりはかなり高くなっていると思います。しかし，知識があっても実践ではなかなかうまくいかないというのが現実ではないでしょうか。看護師が正しい知識をさらに深め，実践的に応用できるようになれば，ペインマネジメントの質はよりいっそう高まるのではないかと思います。

一方，患者側の問題において，「痛みを訴えることでよい患者でなくなるという懸念」「病気の治療から医師の気を散らすことへの懸念」「痛みが病気の進行を意味することへの恐れ」といった事柄があげられています。これらの恐れや懸念は，医療者とのコミュニケーションの問題や病気の進行への不安などから生じていると考えられます。Wardらががん患者のペインマネジメントに関する心配について質問紙（Barriers Questionnaire）を用いて行った研究では，70％以上のがん患者が「痛みは病気の進行を意味する」ととらえていたことを報告しています[16]。

また，同じ質問紙を用いた近藤と渋谷の研究では，「病気の進行への心配」「耐性への心配」「習慣性への心配」の得点が高く，懸念の強さと規則的な服薬行動に有意な負の関連が見出されています[17]。つまり，病気の進行への不安が強い患者では鎮痛薬を使用することを躊躇する傾向にあり，このような患者に対しては，単に鎮痛薬に関する正しい情報を提供するだけでなく，精神的なケアも同時に行っていかなければならないのです。

医療システムの問題については，国レベルでの対応が求められることですが，臨床現場から問題の提示がなされることも改革への重要な一歩であると思われます。医療者一人ひとりが，適切なペインマネジメントを促進するうえでの問題がどこにあるかを意識化し，言語化していくことが必要なのではないでしょうか。

がん疼痛のマネジメントにおける問題点は，このように多くの要因が絡み合って生じています。しかしどの要因についても，医療者が一つずつ着実に取り組むことによって改善されていくものと思われ，一人ひとりの意識を高めることが重要なのではないかと考えます。

3 がん患者のペインマネジメントにおける看護師の役割

看護師は，患者に最も密接して継続的に関わっている専門職として，ペインマネジメントにおいても重要な役割をもっています。特に，入院中の患者については24時間接している唯一の職種ですから，看護師によってペインマネジメントの質が大きく変わるといっても過言ではありません。そこで，ペインマネジメントにおける看護の役割を具体的に考えてみましょう。

(1) 薬物療法において

薬物療法というと，"処方するのは医師だから""薬のことはよくわからないから"と，ついつい引いてしまいがちだと思います。しかし看護師は，患者の痛みの経時的変化や痛みに影響する要因についての情報を最も把握しやすい立場にあります。したがって，看護師が鎮痛薬の効果や副作用についてていねいに経時的にアセスメントを行い，記録したり情報提供することによって，医師や薬剤師は効率的に鎮痛薬の効果を知ることができます。また，処方された薬物を確実に使用するのはもちろんのこと，患者

の病態やその時々の状態にあわせて臨時使用を行ったり，使用方法の変更を他職種と検討する役割があります。

例をあげると，状態が徐々に悪化して嚥下困難となった患者では，タイムリーに投与経路の変更の必要性を医師に伝え，他の投与経路への変更をともに検討する役割を担っています。また，在宅の患者については，特に個々の生活上のニーズ（食事時間や起床・就寝時間など）にあわせて，定時薬の使用スケジュールを患者や他職種とともに検討することがあげられます。看護師が痛みや鎮痛薬の薬理作用に関する正しい知識をもつことによって，今まで以上に，効果的なペインマネジメントに貢献することができると考えられます。

(2) 薬物療法以外の痛みの緩和技術において

薬物療法に加えて，側にいること，コミュニケーション，マッサージや加温・冷却，リラクセーション（relaxation），イメージ法といった痛みの緩和技術を提供することも看護師の重要な役割です。これらの方法は，看護師が独自に，継続的に提供できるものでもあり，患者や家族に指導することによっても継続することができます。さらに，理学療法士や精神ケアの専門家などの他職種と協働することによって，より質の高い緩和技術を提供することが可能になります。

また，痛みの感じ方は，精神的・社会的な要因など，人間のあらゆる側面から影響を受けています。これをトータルペイン（total pain）と呼んでいます。精神的・社会的な側面抜きで，身体的な側面のみのアセスメントやケアを行っても適切なペインマネジメントはできません。また，がん患者は病気のプロセスの中で必ずといってよいほど死の恐怖に直面します。そのことによって自己の存在を脅かされ，様々な感情を体験するため，多くの問題を抱えています。

自己の存在がどの程度脅かされるかは，その人の価値観，それまでの生き方，家族関係あるいは病気の進行度などによって異なってくるでしょう。したがって，あらゆる側面を含めた広い視野でその人をとらえる必要があります。また，がんだけでなく，痛みというさらなる苦痛が加わった困難な状況を，患者や家族が乗り越えられるように援助していくことが求められます。

看護師は，身近な存在として継続的に患者に関わる立場から，あらゆる側面でのアセスメントやケアが行える重要な専門職だといえます。

(3) 患者・家族教育
❶鎮痛薬の使用に抵抗感をもつ患者への対応

患者や家族への教育を行うことも看護師の重要な役割の一つです。患者がペインマネジメントや鎮痛薬についてどの程度の知識をもっているのかをアセスメントする機会が最も多いのは看護師です。ですから，患者の知識が不十分である場合には，わかりやすい言葉で患者および家族に情報を提供する役割があります。

前述の通り，患者や家族が鎮痛薬，特にオピオイドの使用を躊躇することはよくあります。患者や家族が誤った情報からその使用を躊躇している場合には，それがどのような情報から生じているのかを明らかにし，わかりやすく正しい情報を提供する必要があります。

また，誤った情報をもっているわけではないけれども，鎮痛薬の使用に抵抗感を示しているという場合もあると思います。このような場合には，鎮痛薬を使用することそのものや痛みの原因ががんであることを認めることによって病気の進行や死が近いことをイメージしてしまい，不安が増強するというように，精神的要因が関連していることもあります。このような患

者に対しては，抵抗感の本質を見極め，根本的な要因に対するケアを行っていく必要があります（鎮痛薬に抵抗を示す患者については，第7章 p.77「2 痛みの意味」参照）。

❷患者・家族のペインマネジメント参画への働きかけ

痛みは主観的なものであり，患者の参画なくしては効果的なペインマネジメントはできません。特に在宅においては，患者や家族の参画が不可欠です。したがって，ペインマネジメントに患者や家族が積極的に参画できるように働きかけることは非常に重要です。

例えば，ケアの方向性の決定や鎮痛薬の効果の判定を医療者のみでしてしまうのではなく，患者や家族とともに検討し，実施していく必要があるでしょう。看護師は，患者や家族が"医療"というなじみのない場所でも積極的に参画できるように，患者・家族の能力を最大限に高めるように促進する役割があります。そのためには，患者や家族の理解度や能力を見極め，他職種とともにわかりやすく情報提供を行い，精神的なサポートを行っていくことが求められるでしょう。

*

このように，がん疼痛のマネジメントにおいて看護師が果たす役割は非常に大きいといえます。看護師がペインマネジメントに関する確かな知識と技術を習得することによって，痛みに苦しむ患者に多大な貢献ができるのです。

■ 引用文献

1) Twycross, R. : Pain Relief in Advanced Cancer, Churchill Livingstone, 1994.
2) van den Beuken-van Everdingen, M.H. et al. : Prevalence of pain in patients with cancer : a systematic review of the past 40 years, Annals of Oncology, 18(9), 1437-1449, 2007.
3) World Health Organization : Cancer Pain Relief, 1986.
世界保健機関編（武田文和訳）: がんの痛みからの解放, 金原出版, 1987.
4) Okuyama, T. et al. : Adequacy of cancer pain management in a Japanese cancer hospital, Japanese Journal of Clinical Oncology, 34(1), 37-42, 2004.
5) Arathuzik, D. : Pain experience for metastatic breast cancer patients, Cancer Nursing, 14(1), 41-48, 1991.
6) Spiegel, D. et al. : Pain and depression in patients with cancer, Cancer, 74(9), 2570-2578, 1994.
7) Laird, B.J. et al. : Are cancer pain and depression interdependent? A systematic review, Psychooncology, 18(5), 459-464, 2009.
8) Miaskowski, C. et al. : Differences in mood states, health status, and caregiver strain between family caregivers of oncology outpatients with and without cancer-related pain, Journal of Pain and Symptom Management, 13(3), 138-147, 1997.
9) Ferrell, B.R. et al. : Family caregiving in cancer pain management, Journal of Palliative Medicine, 2(2), 185-195, 1999.
10) Jacox, A. et al. ed. : Management of Cancer Pain—AHCPR Clinical Practice Guideline Number 9, Agency for Health Care Policy and Research, p.17, U.S. Department of Health and Human Services, 1994.
11) 厚生労働省：第1回終末期医療のあり方に関する懇談会「終末期医療に関する調査」結果, 2008.
http://www.mhlw.go.jp/shingi/2008/10/s1027-12.html
12) 厚生労働省：終末期医療に関する調査等検討会報告書―今後の終末期医療の在り方について, 2004.
http://www.mhlw.go.jp/shingi/2004/07/s0723-8.html
13) 服部政治ほか：がん性疼痛およびその緩和ケアに関する意識調査―患者と医療従事者の意識の隔たりについて, 新薬と臨牀, 59(8), 1425-1436, 2010.
14) 武田文和：がん患者の痛みの治療にあたり改善すべき点. 武田文和編：がん患者の痛みに対するモルヒネの適応と実際, p.30-42, 真興交易医書出版部, 1995.
15) がん性疼痛に関する患者研究会：がんの治療と痛みに関する調査―患者会を通じたがん患者調査, 2009.
16) Ward, S.E. et al. : Patient-related barriers to management of cancer pain, Pain, 52(3), 319-324, 1993.
17) 近藤由香, 渋谷優子：痛みのある外来がん患者のモルヒネ使用に対する懸念と服薬行動に関する研究, 日本がん看護学会誌, 16(1), 5-16, 2002.

■ 参考文献

○ Marcus, D.A. : Epidemiology of cancer pain, Current Pain Headache Reports, 15(4), 231-234, 2011.
○ 北島政樹, 太田惠一朗：がん性疼痛治療・緩和ケアの現状と課題―最近の調査結果からの考察, Mebio Clinical Report, 26(10), 8-14, 2009.
○ 深井喜代子：Evidence-Based Nursing, 特集―今年, 看護界を賑わす19のテーマ, ナーシング・トゥデイ, 14(1), 10, 1999.

第2章 看護師がなぜ根拠に基づいた援助を提供する必要があるのか

　根拠を明確にした医療/看護の実践（EBM/EBN）が唱えられてから随分たち，皆さんにもだいぶなじみの深い言葉になってきました。2007年から施行された「がん対策基本法」の基本理念には，「がん患者がその居住する地域にかかわらず等しく科学的知見に基づく適切ながんに係る医療を受けることができるようにすること」[1]と述べられており，がん疼痛のマネジメントにおいても，科学的知見を根拠とした実践が重要となっています。

　また，医療法第一条の四に「医師，歯科医師，薬剤師，看護師その他の医療の担い手は，医療を提供するにあたり，適切な説明を行い，医療を受ける者の理解を得るように努めなければならない」[2]と示されている通り，医療を行ううえでインフォームド・コンセントが不可欠となった現代においては，看護師も医療職の一員としての説明責任（accountability）が求められるため，看護師個々の経験に基づいて行われていた援助の科学的根拠を明確に説明する努力が今後ますます必要となるでしょう。

　しかし，日々の中で根拠を明確にした看護実践は難しいと思われる方もいらっしゃるかもしれません。松岡と濱吉は，看護師のエビデンスに基づく看護実践の認識と障壁を調査し，「EBP（Evidence-based Practice）の正しい理解の不足」「情報入手のためのサポート不足」「EBP普及文化の不足」「英語論文の壁」を明らかにしました[3]。この章では，EBPの正しい理解と情報入手に焦点を当て，EBMが提唱されるようになった経緯を振り返るとともに，実践の根拠としての情報の獲得方法や根拠に基づいた活動の実際の例をあげてみたいと思います。

1 EBM / EBN / EBPについて

(1) EBM / EBN / EBPとは

　EBM（Evidence-based Medicine）は，1993年，カナダのマックマスター大学を中心としたEvidence-based Working Groupにより提唱された概念で，「研究結果からの最も優れたエビデンスと臨床的技能と患者の価値観を統合すること」[4]と定義され，直感や個々の臨床体験に基づいた臨床判断を，臨床研究から得られた知見に基づいて行うことが強調されています。現在では，臨床で判断を行うときの"系統的な研究結果，研究の評価や利用のためのプロセス"に，患者の価値観や状況が加味され，EBMにもより患者中心の視点が重視されるようになっています。

　この考えを受け，看護界でもEBN（Evidence-based Nursing）や，EBP（Evidence-based Practice）の重要性が認識されるようになり，本や雑誌のタイトルにも多くみかけるようになりました。専門職は，その行動が常に知識の裏付けによって支えられた判断と責任を負うべきといわれている[5]ことから，看護の専門性を高めるためにも，今後ますますより学問的な知識に基づいた実践が必要となると思います。

(2) 情報の収集・選別・提供

　現在は，例えば疼痛ケアネットワーク・ワーキンググループ®のホームページにある痛みのケアと関連する文献を示している表（表2-1）のように，インターネットを活用し，看護実践の根拠になる情報を得ることも容易になりました。このように研究を探して活用する方法として，RosenbergとDonaldは，evidence-basedで実践を行うためには，第一に患者の置かれた現状から問題点を明らかにし，第二に問題を解決することに貢献しそうな文献を探し，第三に文献の妥当性・有用性に関してevidenceを批判的に解釈・評価し，最後に実践において有用な結果を活用すること，の4ステップが必要であると述べています[6]。これをふまえて筆者は，

① 根拠を明確にしたい看護上の課題を具体的かつ明確に文章化する
② 文章からキーワードを漏らさずできるだけたくさん抜出し，データベースや書籍を使用し，情報収集する
③ エビデンスの水準（表2-2）の上位から文献をいくつか収集し，読んでみる
④ 最新の情報はなるべく読むようにする
⑤ 患者の好みや状況，職場の状況を考え，活用が可能か考える
⑥ 可能ならば，少し試して大丈夫か評価する

という流れで情報を収集・選別し，現場のスタッフに提供しています。

　まず自分が必要としている情報を簡便にみつけるため，患者・家族の課題や看護の問題を，具体的で簡潔明瞭を心がけ，一文にしてみます。そして，この中からキーワードをみつけ，医学中央雑誌，メディカルオンライン，CiNii，PubMedなどで該当文献を検索するとともに，インターネット検索に直接キーワードを入力し，関連するサイトを閲覧します。

　例えば，「便秘に温罨法は有効か」という文を考えれば，キーワードは「便秘」「便」「罨法」「温」というように，関連する内容が漏れないよう，言い換えられる語句でも検索するようにします。該当する文献数が多い場合，さらにキーワードを掛け合わせるか，文献のレビューを参考にし，関連する文献が10〜30くらいになったところで，入手可能な最新文献に絞ったものと，原著や会議録を除く検索で，実際に入手する文献を3〜5くらいにします。このとき，エビデンスの水準に従い，専門家の意見よりは非実験的研究，非実験的研究よりはランダム化

表 2-1 痛みのケアと関連文献

ケア方法	文献	対象(数)	エビデンス
温罨法	深井ほか(1992)[b]	健康男女(88)	前腕内側皮膚温が1℃上昇する温罨法で痛点分布密度が減少した
	Fukai(1996)	健康女性(14)	電気刺激部位至近皮膚の39〜41℃の温罨法でpricking pain閾値が上昇した
	小南ほか(1998)[*]	結核患者(6)	筋肉内部温37〜38℃の温罨法で筋肉内注射の痛みが軽減した
	渡辺ほか(1999)[a*]	CAPD受療患者(11)	エリスロポエチン製剤の室温(24℃)皮下注射で痛みが軽減した
	深井ほか(1999)[a*]	がん患者女性(1)	局所温罨法によって鼠径部痛が消失した
冷罨法	深井ほか(1992)[b]	健康男女(88)	前腕内側皮膚を16〜19℃に加冷すると痛点分布密度が減少した
	山幡ほか(1996)	糖尿病患者(23)	自己血糖測定に用いる指を20秒間氷水で冷却すると痛みが減少した
	Fukai(1996)	健康女性(30)	電気刺激部位至近皮膚の18〜23℃の冷罨法でpricking pain閾値が上昇した
	長谷川ほか(2000)	産婦(54)	冷パットの会陰部貼用で会陰部創傷痛が軽減した
マッサージ	深井ほか(1992)[b]	健康男女(88)	至近皮膚をマッサージ中, 前腕内側皮膚痛点分布密度が減少した
	篠田ほか(1995)	頭痛患者男女(20)	僧帽筋・咬筋の両部位のマッサージによって頭痛が軽減した
	東ほか(2002)[*]	がん患者男女(3)	疼痛部位のマッサージまたは指圧によって痛みが軽減した
	Fukai(1996)	健康女性(16)	電気刺激部位至近皮膚のマッサージでpricking pain閾値が上昇した
全身清拭	深井ほか(1999)[a*]	がん患者女性(1)	全身清拭によって下肢痛が軽減した
寝衣マット	近藤(1998)[*]	がん患者男性(1)	安楽な寝衣とクッションの工夫で皮膚潰瘍痛が軽減した
	内山ほか(2001)	腰痛患者男女(19)	心臓カテーテル検査後の腰痛がポリウレタンフォーム製マットで軽減した
運動療法	Kakigi, et al.(1992)	健康成人男女(11)	CO_2レーザーによる手背部pricking painは指の振動と運動で最も軽減した
	白井ほか(2000)	上肢ジストロフィー患者男女(11)	伸展・外転方向の関節運動によって他動的伸展運動による痛みが軽減した
芳香	深井ほか(1999)[b]	健康女性(17)	オレンジ臭でpricking painと圧痛閾値が増大した
	Dale, et al.(1994)	産婦(635)	ラベンダーオイルの座浴で会陰部不快感が軽減する傾向がみられた
Distraction:音楽会話遊び	川口ほか(1991)[*]	健康男女(2)	音楽鑑賞中に痛み刺激を与えるとα波が出現, 増大した
	石井ほか(1993)	健康女性(5)	音楽鑑賞中, 仰臥位2時間保持で生じた痛みが軽減した
	Fukai(1996)	健康女性(30)	会話中に実験的疼痛閾値が上昇した
	深井ほか(1999)[a*]	がん患者女性(1)	好みの音楽を聴いている間は下肢痛が軽減した
	深井ほか(1999)[a*]	がん患者女性(1)	散歩で下肢痛が軽減した
	Tanabe, et al.(2002)	整形外科疾患小児男女(76)	急性期運動器障害児の患部痛が音楽またはおもちゃ遊びで軽減した
患者教育	de Wit, et al.(1997)	がん患者男女(313)	痛みの組織的教育を受けた患者のほうが受けない患者より痛みが緩和した

註)文献は1980年以降に発表された原著を中心にポジティブな結果を得た主要なものを抽出した(一部学会記録を含む)。各文献データは http://www.totucare.com/senmon/01/senmon01_06.html#03 を参照。
*は事例研究デザイン, それ以外は実験研究デザインで行われた。

(疼痛ケアネットワーク・ワーキンググループ:疼痛看護学概論. http://www.totucare.com/senmon/01/senmon01_05.html)

表2-2 エビデンスレベルの分類

Ia	システマティックレビュー/メタアナリシス
Ib	ランダム化比較試験
IIa	非ランダム化比較試験
IIb	その他の準実験的研究
III	非実験的記述的研究(比較研究, 相関研究, 症例対照研究など)
IV	専門科委員会や権威者の意見

(AHCPR [Agency for Health Care Policy and Research ; 現在のAHRQ (Agency for Healthcare Research and Quality)], 1993)

比較試験というように, 水準の高い文献をなるべく先にみるようにしています。

次に, その文献を, 研究であれば研究課題・方法・結果に一貫性があるかを評価し, 活用可能か考え, 使用できない文献であればまた文献検索に戻ってやり直し, 最終的に活用可能と判断した文献がいくつかピックアップできた時点で情報提供に移ります。情報提供は, 提供する相手によって文章を要約して渡したり, そのまま渡して活用してもらったりしています。その際, 慎重に行って, 結果が思わしくない場合や中断したほうがよい場合は, 直接自分で看護介入を行って評価し, 実行可能である場合はその結果と文献を併せて示すようにしています。

(3) 研究を評価する能力

この手順を実施するうえで大事なのは, 研究や論説を批判的に読み, 活用可能かどうかを評価する能力であり, 「研究の評価が適切にできるか」が非常に重要となります。このために必要なものとして, 数間は, 研究が取り扱っている分野に関する知識と研究が, 研究としての要件を満たしているかを評価できることであると述べています[7]。研究が研究としての要件を満たしているかの評価は, 研究を行うのに必要な能力(知識と技術)が備わっているかと表裏一体の関係であるとも述べていることから, 一度は看護研究を行ってみることや, 継続的に研究を「この研究は実践に生かせるかな」と考えながら読むことをお勧めしたいと思います。

看護研究というと, 大変だとか難しいというイメージをもたれている方も多いと思いますが, そもそも看護研究は「看護活動や看護教育, 看護管理など, 看護の現象に関する疑問に応えたり, 問題を解決したり, あるいは看護現象の説明や検証のために, 組織的・科学的な方法を用いて行う系統的な探究」[8]であり, 万能ではないものの, 自分の疑問の一部を解決してくれる, あるいはヒントをくれる方法の一つなのです。

(4) 研究の進め方

研究の進め方に関する本は数多く出版されていますのでここでは簡単に触れるだけにしますが, まず自身の臨床での体験や文献について疑問に思うことから研究テーマを明確にし, 概念枠組みや仮説・変数を定義し, 研究テーマにあう研究デザイン/方法を選択し, 倫理的配慮を加味して研究計画書を作成します。研究計画書作成までは数人のメンバーでゆっくり考えながら行ったり, 院内で看護研究について助言してくれる人を巻き込んだりするとよいと思います。この段階で臨床での研究を成功させるポイントは, あれもこれもと欲張らず, 簡単な一つの疑問になるよう, 臨床で活用可能なこと・実行可能なことにテーマを絞ることです。

研究計画書ができあがったら, 実際にデータを収集・分析し, 結果・考察を書いていく段階になります。この多くの労力が必要な段階を行うためには, 多くのメンバーの協力が必要となります。例えば, 毎日データを収集しなければならないときは, 一人でがんばるよりも管理者や同僚を巻き込み協力して行うほうが, 実践しながら研究する場合は負担が少なくなり, 研究がはかどると思います。

ケアを実践する際には, その理由や根拠とし

ている知識は何であり，その知識はどの程度信頼性があるかを考えます。そのとき研究の実践や活用の知識を生かせれば，より効果的なケアが可能です。まずはいろいろな文献に目を通してみてください。あなたの疑問に答えるエビデンスがきっとみつかると思います。もしみつからないようなら，ぜひそのテーマで研究に挑戦してみてください。

2 看護師が実践の根拠を知る意義

　援助の根拠となる情報を収集しても，現場でどう利用するか，いかに意識して日々の実践を行うかは案外難しいものです。近年ではマニュアルやプロトコール，標準看護計画などがデータに基づいて整備され，それを活用することで根拠に基づいた看護が容易になる一方，自分の援助がどういう根拠に基づいて行われているかを考える機会が減ったように思います。根拠となる情報を意図的に収集し，活用することが多いように感じるのは，観察やアセスメントの根拠として活用する場面，患者・家族への説明のために根拠を示す場面，多職種で共有する情報とする場面などです。情報の実践での活用について，具体的に述べていきます。

(1) 実践の根拠として活用できる知識・情報

　観察やアセスメントの根拠として活用できる知識・情報としては，VAS（Visual Analog Scale）やNRS（Numeric Rating Scale），フェイススケールなどのペインスケールに関する資料を用いた疼痛評価や，薬剤の最高血中濃度到達時間に関する資料を用いたレスキュー評価時間の決定などがあげられます。近年，疼痛は第5のバイタルサインといわれており，ただ単に「痛みがあってつらそうです」と伝えるのではなく，適切な時期と尺度での評価が求められるようになっています。状況によっては，皮膚神経分布図（デルマトーム；図4-2［p.31］）を活用して疼痛の部位を評価することで，漫然と痛いと伝えるよりも，疼痛に関わる多職種との情報の共有を容易にし，疼痛の原因がわかったり，対策が立てやすくなったりするでしょう。

　例えば，患者の疼痛を医師に報告するとき，「動くと痛みが強くてレスキューを使用していますが，効果が今一つのようです」と報告する代わりに，「安静時も持続してNRS 1～2/10の鈍痛が下腹部内部と大腿上部にありますが，一番つらいのは足の位置を変えようとしたときや起き上がろうとしたときに殿部から下肢内側を抜ける電撃痛で，右より左の疼痛のほうが強いそうです。いったん痛みを感じるとしばらく動けないほどですが，がまんしてじっとしていると，薬剤を使用しなくてもNRS 1～2/10に戻ることもあり，レスキューは使わないよりややましな程度の効果だそうです」と，疼痛の原因や薬剤効果に必要な情報を看護師の主観が混じらないように伝えることで，レスキューの使用回数によるベースアップだけでなく，神経ブロックの適用なども検討できます。万が一，患者がオーバードーズの薬剤量を使用した場合，どのくらいの時間で薬物の効果が最大になるか，注意すべき症状は何かを根拠に基づいて観察し，対応できれば，患者が受ける影響を最小限にすることができます。

(2) 根拠となる情報・知識の患者・家族への提供

　入院中のペインマネジメントにおける薬の管理やケアは看護師が主に行っていますが，入院期間の短縮化や在宅への移行に伴い，患者・家族が自宅で主体的に薬剤の管理やケアを行えるよう，具体的な方法に加えて，根拠になる情報や知識を伝えることも大切です。

例えば，オキシコンチン®（オキシコドン塩酸塩水和物徐放剤）の服用について説明する場合，インターネットや薬剤師から添付文書などの情報を収集し，説明時に活用します。説明では，定時服用の方法を説明するのに加え，なぜ12時間毎に服用するのか，市販で多くみかける鎮痛薬のように食後の服用でなくてよいのはなぜか，というような服用方法の根拠となる情報も追加し，患者や家族に説明することで，説明に説得力が生じたり，服薬行動の動機付けとなったりします。また，患者や家族が，自宅で飲み忘れた場合や服用ができない場合にどう対処したらよいかを考えるヒントにもなります。

疼痛に関するパンフレットなども多く活用されるようになったため，それらの改訂時に，注意点や方法に「なぜ」に関する情報を追記することで，自宅で臨機応変な対応が可能となるような情報提供が可能です。

(3) チーム医療における情報の提供

近年，チーム医療の提供が重視されており[9]，看護師が他職種の医療者とともに患者のペインマネジメントに関わる機会が増えています。看護師は24時間患者の側にいてに関わることから，患者の多くの情報を把握できます。その情報を根拠に基づいてアセスメントし，多職種が同じレベルで共有することで，それぞれの職種が専門性に基づいて意見を交換することが必要です。

例えば，レスキューの使用状況について伝える場合，使用時間だけでなく，痛みの発生機序や薬剤情報に基づいた情報を追加することで，チームがより適切なマネジメントができるようになるよう働きかけることも，看護師の重要な役割です。

このように，看護実践の根拠を考えながら情報を収集したり，根拠となる情報を説明や報告に加えることで，患者の疼痛がよりマネジメントされるよう情報の活用方法を工夫してみてください。

3 インフォームド・コンセントの意義

(1) インフォームド・コンセントは誰のものか

「その行動をすると，望ましい結果になるだろう」という期待をもつためには，その利点を十分納得できるように，ペインマネジメントに関する根拠を説明することが重要な鍵となります。

インフォームド・コンセント（IC：Informed Consent）は，情報提供のプロセスとして非常に重要です。しかしインフォームド・コンセントは，"インフォメーション"，すなわち医療者

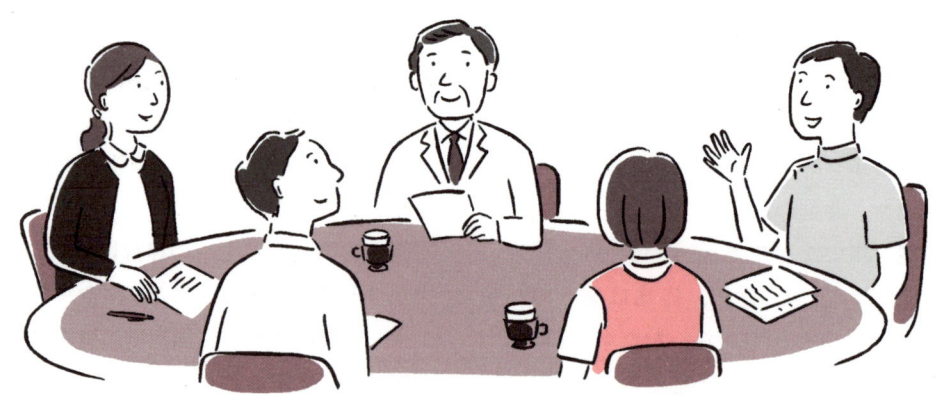

側からの十分な説明と，"コンセント"，すなわち患者の十分な理解に基づく納得，同意，選択が必要不可欠な要素です。つまり，医療者からの情報の提供だけでなく，患者の意思という，双方からのキャッチボールによって成り立つものなのです。

1995年に厚生省（現・厚生労働省）より出された「インフォームド・コンセントの在り方に関する検討会」報告書によると，インフォームド・コンセントの基本的理念は，以下のように報告されています[10]。

① 医療者側から患者の理解が得られるよう，懇切ていねいな説明が，あらゆる医療（検査，診断，治療，予防，ケア等）の提供において必要不可欠であることが強調されるべきである。

② 患者本人の意思が最大限尊重されるのがねらいであって，患者に医療内容についての選択を迫ることが本来の目的ではない。文書で患者の意思を確認することは，一つの手段として重要であるが，目的ではないことを理解する必要がある。

具体的な方法としては，「検査内容，診断結果，治療方針，見通し，投薬内容などについての十分な説明が求められ，さらにこの説明には，単に病名や病状や予後といったものだけでなく，検査や治療行為に伴って生じる生活上の変化，療養のための利用可能な各種の保険，福祉サービスについての情報，かかる費用などについても含まれる必要がある」としています。

また，説明する際には，「患者の年齢，理解度，心理状態，家族的社会的背景を考慮し，説明の時期については，患者の要望，信頼関係の構築，患者の受容にかかる期間，患者の不安除去の観点を考慮して，できるだけ早い時期に行われることが重要である」とも述べられています。

よって，看護師は情報をわかりやすく説明するだけでなく，患者が十分に納得して同意しながら治療を受けることができるよう，関わっていく必要があります。

日本看護協会のホームページに「告知・インフォームドコンセント」についての説明があります。ぜひ読んでみてください[11]。

(2) インフォームド・コンセントにおける看護師の役割

看護師の役割として，まずはじめに，患者が自ら病気に向き合えるために必要なインフォームド・コンセントに関する教育や支援を行います。患者は痛みの出現により，痛みによる苦痛に加え，自分の病状への不安を抱えています。しかし，「医師におまかせ」というおまかせ主義や，従来の医師－患者関係（医師のパターナリズム）による気兼ねから，聞きたいことがあっても胸の内に閉じ込めて，患者一人で苦しんでいることが多いと思います。

よって，看護師が医師とのパイプ役を担うことで，情報を調整したり，あるいは患者・家族の病気や治療に関する知識を補ったりすることで，患者が必要とする情報が得られるよう配慮したり，または，患者自らが必要な情報を手に入れることができるよう，スキルを身に付けてもらうための働きかけをします。看護師対患者という関係だけでなく，人間対人間としての関係を大切にしながら，患者に対して精神的サポートを提供することも重要な役割です。

また，患者が病気・治療に関して誰からどのような説明を受けているかを把握し，患者が質問や意見を言いやすいような工夫を話し合います。どの援助にしても，患者に「自分が中心になって，痛みを楽にするように行動しよう」と思ってもらえるかどうかが，大切なポイントです。

(3) 看護ケアに関する
　　インフォームド・コンセント

　日本看護協会の『看護者の倫理綱領』で「人々は，自己の健康状態や治療などについて知る権利，十分な情報を得た上で医療や看護を選択する権利を有している。看護者は，対象となる人々の知る権利及び自己決定の権利を擁護するために，十分な情報を得る機会や決定する機会を保障するように努める」[12]と示されていることや，医療法第一条の四で「医師，歯科医師，薬剤師，看護師その他の医療の担い手は，医療を提供するにあたり，適切な説明を行い，医療を受ける者の理解を得るように努めなければならない」[2]と示されている通り，医師だけでなく看護師自身も，患者に対して医師から説明を受けたあとで説明を補足したり，看護師自身の看護行為に関する説明を行ったりする必要があります。

　しかし，医療の現場で勤務している看護師のアンケートでは，医療機関にかかったとき，これまでに看護師からインフォームド・コンセントを受けたことはない人は53.6％であった[13]ことからも，看護師自身のインフォームド・コンセントはこれからの課題であるといえます。事実，患者や家族が求める情報を提供する際には，その提供する情報内容について情報の送り手が責任をもつ必要があり，情報の根拠が明確であることが求められます。

　ペインマネジメントの分野においても，適切で十分な説明を看護師が繰り返し行うことは，患者や家族の理解の促進やペインマネジメントへの主体的参加を促すことにつながります。ペインマネジメントにおいて看護師がどういう情報をどのタイミングで提供するか，提供する情報に関する根拠となる研究は十分そろっているか，これを機会に考えてみてはいかがでしょうか。

4　個人情報保護について

　2003（平成15）年5月に「誰もが安心してIT社会の便益を享受するための制度的基盤」として「個人情報の保護に関する法律（個人情報保護法）」が成立し，2005（平成17）年4月に全面施行されました。「個人情報の有用性に配慮しながら，個人の権利利益を保護すること」が個人情報保護法の目的ですが，個人情報保護法の施行に関わらず，私たちは看護師としての職業倫理，義務や責務から，患者から知り得た情報を守ることが義務とされています。

　古くは，ナイチンゲール誓詞に「わが任務にあたりて，取り扱える人々の私事のすべて，わが知り得たる一家の内事のすべて，われは人に洩らさざるべし」と述べられていますし，保健師助産師看護師法にも「保健師，看護師又は准看護師は，正当な理由がなく，その業務上知り得た人の秘密を漏らしてはならない。保健師，看護師又は准看護師でなくなった後においても，同様とする」と規定され，「看護者の倫理綱領」[12]には「看護者は，守秘義務を遵守し，個人情報の保護に努めるとともに，これを他者と共有する場合は適切な判断のもとに行う」と明文化されています。このように，個人情報保護法が制定される以前から，看護師には個人情報の取り扱いについての厳しい倫理規定があることを忘れてはいけません。

　個人情報は，「特定の個人を識別できる情報」であると定義されており，例えば，名前・住所・電話番号，カルテや看護記録，疾患名，検査データはもちろんのこと，パソコン内の入院歴など個人が特定されることのすべてを指します。このため，看護師は多くの個人情報を扱っていることを自覚し，取り扱いに注意を払う必要があります。

特にペインマネジメントの場合は，患者や家族に痛みに関する情報はもちろんのこと，病気や個人のプライバシーに関する情報を聞く必要があります。例えば，オピオイドの副作用である便秘は，良好な排便コントロールのためには毎日患者に排便状態を聞くことが必須ですが，ふだんの生活においては，他者に聞こえるように自分の排便状態について述べなければならない状況はあまりないことです。このような患者の情報に関する質問をする場や声のトーンにまで注意を払う必要があるケースは多いのではないでしょうか。

　近年では，面談室を設け，患者や家族のプライバシーに配慮する病院が増えてきていますが，面談室などの設備が充実していない場合でも，説明時や患者情報の収集時のプライバシー保護として，声の大きさに注意したり，内容によっては別室での聞き取りを考えるなどの配慮が求められます。また，医療者と患者の感性の違いから，看護師にとっては日常的に何でもない質問だと思っていても，患者や家族にとっては「プライバシーの侵害」や「モラル，デリカシーがない」ととらえられることが少なくありません。

　入院時に抱いたそのような患者・家族の思いは，入院後，患者と看護師の信頼関係を築く妨げになる可能性もあります。例えば，若い女性の入院患者に対して「排便回数は何回ですか？」と他の患者に聞こえるように質問することなどは避けるべきです。また，多種多様な家族形態の現代，家族構成の詳細を聞く際も十分な配慮が求められます。今一度，患者や家族の視点に立って考えてみることが必要ではないでしょうか。

　さらに，鎮痛薬のボトルや注射器を破棄するときは，名前のシールをはがすか，氏名を消す，薬袋などに名前が記載されているものはすべてシュレッダーにかけて粉砕する，などの配慮も必要です。

■引用文献
1）がん対策基本法．http://law.e-gov.go.jp/htmldata/H18/H18HO098.html
2）医療法．http://law.e-gov.go.jp/htmldata/S23/S23HO205.html
3）松岡千代，濱吉美穂：エビデンスに基づく看護実践に関する看護師の認識と障壁―質の高い老年看護実践を目指して，兵庫県立大学看護学部・地域ケア開発研究所紀要，17，61-74，2010.
4）Sackett, D.L. et al.：Evidence Based Medicine：How to Practice and Teach EBM, 2nd ed., Churchill Livingstone, 2000.
5）小池秋子：看護学総論Ⅰ，最新看護学全書12，p.250-255，メヂカルフレンド社，1979.
6）Rosenberg, W., Donald, A.：Evidence based medicine：An approach to clinical problem-solving, British Medical Journal, 310（6987），1122-1126, 1995.
7）数間恵子ほか編：看護研究のすすめ方・よみ方・つかい方，第2版，日本看護協会出版会，1997.
8）日本看護科学学会学術用語検討委員会第9・10期委員会：看護学を構成する重要な用語集，p.10, 2012．http://jans.umin.ac.jp/naiyo/pdf/terms_120604.pdf
9）大久保清子：これからのチーム医療と看護 日本看護協会の取り組み，看護，64（4），6-9, 2012.
10）柳田邦男編：元気がでるインフォームド・コンセント，p.2-6, 中央法規出版，1996.
11）日本看護協会：告知・インフォームドコンセント．http://www.nurse.or.jp/rinri/basis/kokuchi/
12）日本看護協会：看護者の倫理綱領 2003．http://www.nurse.or.jp/nursing/practice/rinri/rinri.html
13）松井英俊，中山愈：インフォームド・コンセントと倫理問題，県立広島女子大学生活科学部紀要，第8号，194, 2002.

第3章 痛みの起こるメカニズム

「痛み」というのは目にみえず，また科学的に測定もできない非常に曖昧なものです。痛みは人によって感じ方が違います。また，同じ程度の刺激の強さでも，その時々によって感じ方が異なります。痛みはなぜこんなにも複雑なのでしょうか。また，がん疼痛は，急性疼痛や慢性疼痛とは区別して考えられています。がん疼痛は他の疼痛と何が違うのでしょうか。

本章では，痛みの定義と分類，痛みの起こるメカニズム，そして，がん疼痛の特徴についてわかりやすく解説していきます。

1 痛みの定義

痛みは，国際疼痛学会によって次のように定義されています。

「痛みとは，実質的・潜在的な組織損傷に結び付く，あるいはそのような損傷を表す言葉を使って述べられる不快な感覚体験および感情体験であり，常に主観的なものである」[1]。

また，痛みの看護研究者のMcCafferyは，「痛みを体験している人が"痛みがある"と言うときはいつでも存在している」と述べています[2]。米国疼痛学会（American Pain Society）では，「痛みを測定する神経学的，化学的検査法はない。医療者は患者の報告する痛みを受け入れなければならない」と明言しています[1]。

患者が痛みを訴えてもあまり痛そうな表情をしていないときなどには，つい，「本当に痛いのかな？」と思ってしまうこともあると思います。しかし，体験している本人が痛いと言っている限り，医療者は患者の痛みの訴えを全面的に受け入れる必要があります。

つまり，痛みというものはあくまでも主観的なものであり，本人以外の人には測り得ないものなのです。また，何より私たち看護師は，痛みの原因が何であれ，患者が痛いと感じている

事実に目を向け，そのつらさに寄り添うことが求められるのではないでしょうか。

2 痛みの分類と特徴

(1) 時間による分類
痛みは，時間的な分類によって，急性疼痛と慢性疼痛に分けられます。

❶急性疼痛
急性疼痛は，通常，身体の傷害に続いて起こるもので，傷害の治癒に伴い消失します[1]。急性疼痛の場合，身体の警告信号としての役目も果たすために，交感神経活動による生理学的，行動学的反応が現れます。例えば，生理学的には，頻脈，血圧上昇，発汗，散瞳などがあります。行動学的には，痛みに集中する，眉間にしわを寄せる，筋の緊張が高まるなどです。

❷慢性疼痛
一方，慢性疼痛は，3～6か月以上続く痛みといわれています[3]。慢性疼痛の場合は，痛みが長期間続くことによって，痛みの程度が変わらなくても身体の適応がみられ，急性疼痛でみられるような交感神経活動亢進は起こらないため[4]，バイタルサインには徴候が現れなくなります。しかし，表情や感情が乏しくなり，抑うつ的になることがあります。したがって，客観的に痛みの徴候がみられないからといって，痛みがないと判断すべきではありません。

❸がん疼痛
がん疼痛は，新しい痛みが次々と加わっていき，急性疼痛と慢性疼痛が複合した痛みであることから，上述の二つの痛みとは区別して分類されています。しかし，痛みが長期間持続するために，客観的な反応が少なくなるという慢性疼痛と同じ特徴も併せもっています。

(2) 原因による分類と特徴
痛みはその原因によって，侵害受容性疼痛と神経障害性疼痛に分けられます。

❶侵害受容性疼痛
侵害受容性疼痛（nociceptive pain）は，切傷や炎症，機械的刺激などの侵害刺激によって生じる疼痛をいいます。

侵害受容性疼痛はさらに，体性痛（somatic pain）と内臓痛（visceral pain）に分けられます。筋や骨，皮膚，粘膜に生じる疼痛を体性痛，内臓に生じる疼痛を内臓痛と呼んでいます[3]。例えば，骨痛は体性痛に，内臓浸潤による痛みは内臓痛に分類され，ともに侵害受容性疼痛に含まれます。体性痛には，非ステロイド性抗炎症薬（NSAIDs）が奏効し，内臓痛にはオピオイドが奏効します。

❷神経障害性疼痛
神経障害性疼痛（neuropathic pain）は，末梢・中枢神経の直接的損傷に伴って発生する痛みで，がんの場合，がんが神経に浸潤することや，化学療法（白金系，タキサン系，ビンクリスチン硫酸塩など）の副作用，術操作による神経損傷などによって生じます[5]。神経障害性疼痛はオピオイド（麻薬受容体に結合する薬物）のみではコントロールが難しく，鎮痛補助薬を併用する必要があります（第5章 p.58「7 鎮痛補助薬の種類と作用機序」参照）。

痛みの原因がはっきりせず，心理的な因子が非常に大きいと判断される場合には，『精神疾患の診断・統計マニュアル第4版（DSM-Ⅳ）』の診断基準により疼痛性障害に分類されることがあります。しかし，終末期状態の患者ではこの診断はまず適応されませんし，そもそも，がん患者で痛みの原因がはっきりしないということはそれほど多くはないでしょう[6]。がん患者の場合には，心理的な要因だけで痛みが起こっているというよりも，身体的な痛みの閾値が心理的な要因によって下がっていると考えるべき

でしょう。安易に心理的なものだと判断することは避けなければなりません。

3 痛みのメカニズム[7-10]

さて，それではなぜ，同じ強さの刺激（損傷など）が，人によって，また，その時々で異なって感じられるのか，痛みのメカニズムについて考えてみましょう。

(1) 痛みが伝達されるメカニズム

痛みは，その原因となる機械的刺激や化学的刺激などの侵害刺激が末梢の神経自由終末（痛みレセプター）で感知されると，それが痛覚線維であるAδ線維とC線維（表3-1）によって脊髄後根に伝達されます。脊髄に到達すると，Aδ線維の末端からは興奮性アミノ酸が，C線維の末端からはソマトスタチン，興奮性アミノ酸，サブスタンスPなどが放出されます。放出された神経伝達物質は，NMDA受容体などを介して脊髄後角の二次ニューロンを興奮させ，主に脊髄視床路ニューロンを経由して大脳知覚領野へと伝えられます（図3-1）。

Aδ線維は鋭い痛みを速く伝える性質をもっていて，刺激が大脳皮質体性感覚野に速やかに伝達され，痛みの場所や強さといった感覚が即座に認知されます。このように，大脳に侵害刺激が伝達されて初めて「痛み」として感じられるのです。

一方，C線維は鈍い，うずくような痛みをAδ線維よりもゆっくりと伝え，持続痛の発生に関与します。

(2) 侵害受容性疼痛のメカニズム

侵害受容性疼痛では，機械的刺激や炎症が侵害刺激となって痛みが生じます。例えば，皮膚をつねったような機械的刺激の場合には，神経自由終末が刺激を感知すると電気的興奮が起こり，それがAδ線維とC線維を介して脊髄へ，そこから二次ニューロンを介して大脳へと伝達されます。

組織が傷害されたり，炎症や虚血が生じると，そこで発痛物質が産生されます。主な発痛物質には，ブラジキニン，セロトニン，カリウム，ヒスタミンなどがあります（表3-2）。これらの化学的刺激が痛覚線維を興奮させ，痛みを起こします。プロスタグランジンは発痛作用をもっていませんが，ブラジキニンの発痛作用を増強するために，痛みの発現に重要な作用をもっています。がん細胞からも化学物質が放出され，刺激となります。

ステロイド性抗炎症薬（ベタメタゾン，デキサメタゾンリン酸エステルナトリウムなど）や非ステロイド性抗炎症薬（NSAIDs；インドメタシン，ジクロフェナクナトリウムなど）は，プロスタグランジンの産生を抑制することで鎮痛作用をもたらします。がん疼痛の場合にも組織の傷害や壊死，虚血，炎症に伴い発痛物質が産生されるため，オピオイドだけでなく

表3-1 | 末梢神経線維と感覚の種類

神経線維	太さ（μm）	伝達速度（m/秒）	感覚の種類
Aα	12〜20	70〜120	固有知覚
Aβ	5〜12	30〜70	触覚・圧覚
Aδ	2〜5	6〜30	痛覚・温度覚
C	0.3〜1.2	0.5〜2.0	痛覚

（細川豊史：痛みの発生と伝導機序．後藤文夫，小川節郎，宮崎東洋編：ペインマネジメント——痛みの評価と診療手順，p.4，南江堂，2004より許諾を得て改変し転載）

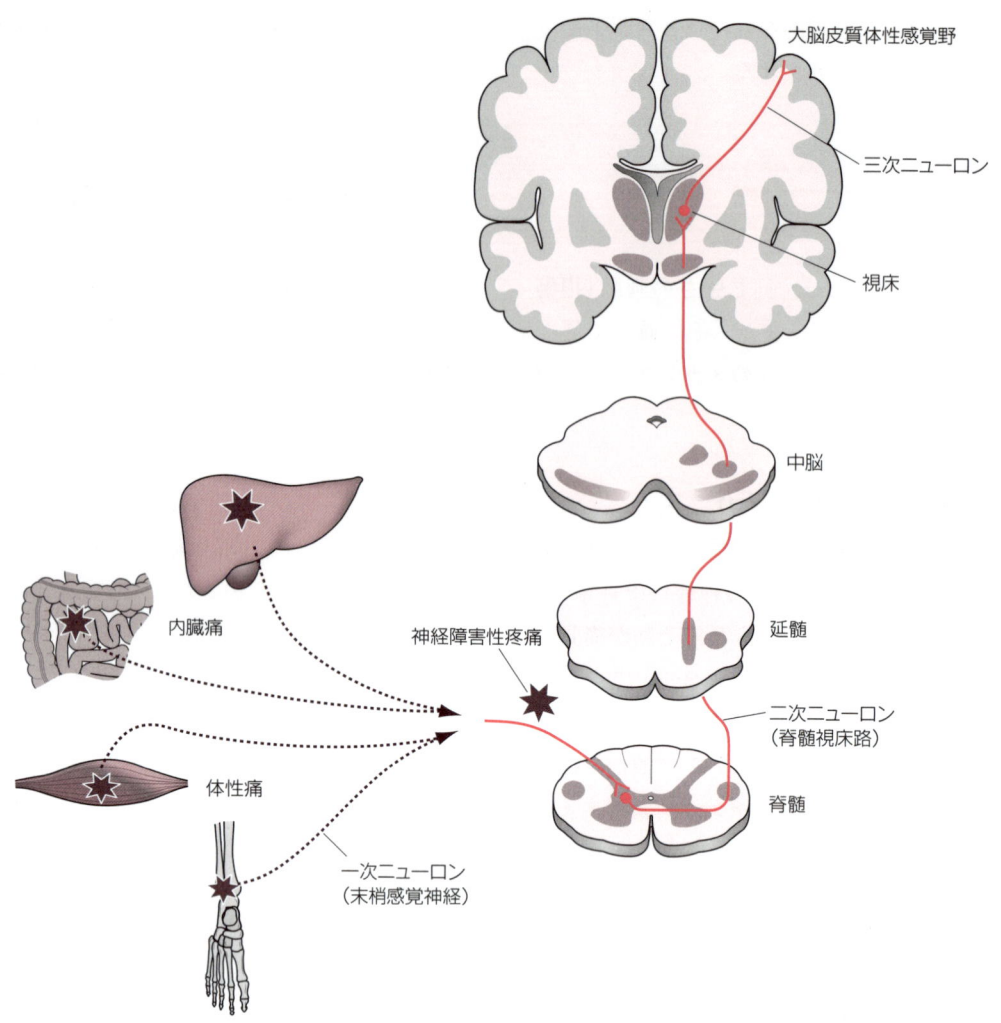

図3-1 がん疼痛の種類と痛みの伝達
（日本緩和医療学会緩和医療ガイドライン作成委員会編：がん疼痛の薬物療法に関するガイドライン2010年版，p.15，金原出版，2010）

表3-2 主な発痛物質

発痛物質	起因	作用
ブラジキニン	炎症時，血漿から産生	発痛，血管拡張作用，血管透過性亢進作用
セロトニン	血小板から遊離	発痛作用
カリウム	傷害された細胞から流出	発痛作用
ヒスタミン	肥満細胞から放出	低濃度でかゆみ，高濃度で発痛，血管拡張作用，血管透過性亢進作用
プロスタグランジン	傷害された細胞内で産生→放出	ブラジキニンの作用増強，血管拡張作用

NSAIDsなどを併用すると鎮痛効果が高まることが知られています。

侵害受容性疼痛では，原因のある場所から離れた体壁に痛みを感じる関連痛が時々みられます。その代表的なものが，虫垂炎の初期に臍周囲に痛みを感じる現象です。これは，内臓から

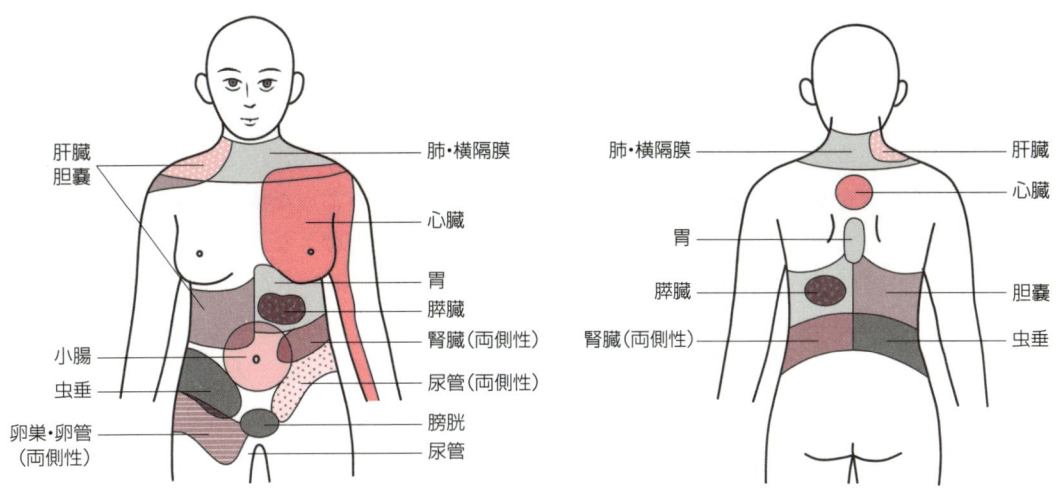

図3-2 関連痛が生じる主な部位

(市岡正道ほか編：痛み─基礎と臨床, p.119, 朝倉書店, 1980/林正健二編：人体の構造と機能─解剖生理学, p.380, メディカ出版, 2004を参考に作成)

表3-3 がん患者における神経障害性疼痛の主な原因

1. がんの浸潤や圧迫	がんの浸潤や腫瘍の増大に伴う圧迫により神経が圧迫・損傷されることで生じる。例えば，脊椎への骨転移により脊髄神経が圧迫または損傷される場合や，パンコースト型腫瘍による上腕神経叢への浸潤・圧迫によるもの，骨盤内臓器の腫瘍の腰仙骨部神経叢への浸潤・圧迫などが代表的である
2. 化学療法	タキサン系，ビンカアルカロイド，白金製剤などで用量依存性に末梢神経障害を生じる。しびれ感などの異常感覚，感覚低下，深部反射の低下などが多い
3. 放射線療法	放射線照射後には，神経組織の損傷および組織のフィブリン形成などにより晩発性に生じることがある。再発との鑑別は難しい
4. 手術操作	主なものとしては，開胸術後の肋間神経痛，乳房切除後の肋間・上腕神経叢痛がある。その他，側腹式腎摘出後，子宮摘出後などでも出現する。この場合，腫瘍の再発との鑑別を慎重に行う必要がある。単なる術後痛として処理せず，適切な対処が必要である
5. 四肢の切断	四肢を切断したあとに起こる幻肢痛は，神経切断による神経の傷害による痛みである。切断前の痛みが強いほど，また，期間が長いほど幻肢痛が強くなるといわれている。これは脊髄に侵害刺激が記憶となって残っているためで，術前に痛みのマネジメントをしておくことが幻肢痛の予防になると考えられる
6. 帯状疱疹後神経痛	帯状疱疹後に発疹が消失してから1か月以上も経ってから，同一神経領域に強い痛みが現れることがある。これはウイルスによって神経節が変性を起こすことによって生じるためといわれている。ひどい場合には，衣類が触れるだけで電撃痛を起こすこともある。高齢者や化学療法中の患者に多くみられる

(聖路加国際病院看護部緩和ケア検討会症状マネジメントグループ編：がん疼痛マネジメントマニュアル, p.31, 医学書院, 1999より改変)

の痛覚線維が皮膚や骨格から入る痛覚線維と脊髄で合流しているためです。ふだん内臓では痛みを生じることが少ないので，内臓で痛みが生じても皮膚や骨格からの痛みであると大脳が勘違いしてしまうのです。関連痛が生じる主な部位を**図3-2**に示します。

（3）神経障害性疼痛のメカニズム

神経障害性疼痛は，末梢神経あるいは中枢神経の直接的損傷に伴って発生する痛みとされています[10]。がん患者における神経障害性疼痛の主な原因としては，**表3-3**のものがあげられます。

神経障害性疼痛は，神経線維に炎症が起こっ

たり切断・傷害されたりすると、電気伝導に変化が生じ、神経が異常に興奮して痛みを生じます。特に、神経が切断あるいは傷害された場合には、神経が再生する段階で神経腫が形成されるために自発的な興奮が生じ、軽度の機械的刺激にも敏感に反応します。持続的に傷害された神経を刺激するようになり、興奮域値が低下します（末梢性感作）[10]。また、一度末梢性感作が形成されると、脊髄神経が通常より強く興奮するため、感覚過敏やアロディニアが発生するようになります[10]。そのため、さする、衣服が擦れるなどの少しの機械的刺激でも痛みを感じたり、ビリビリ感、しびれ感、灼熱感、締め付けられる感じ、つっぱり感などを伴うことがあります（**表3-4**）。

また、神経の自発的興奮や機械的刺激に伴って、突然電気が走るような痛みがあったかと思うと、すぐに痛みが消失するという電撃痛もあります。このような痛みでは、「本当に痛かったのか？」「大げさなのでは？」と思われてしまうこともあるのですが、神経障害性疼痛の特徴を知っていれば理解できると思います。

神経障害性疼痛は、オピオイドだけではコントロールが難しい難治性疼痛です。薬物療法としては、多くの場合、オピオイドなどの鎮痛薬に加えて、抗うつ薬や抗けいれん薬、抗不整脈薬などの鎮痛補助薬を併用します。神経障害性疼痛の場合、一般的な痛みの訴え方とは異なるためにアセスメントが難しく、また、治療方法も異なるため、適切な対処がなされないことも多く見受けられます。神経障害性疼痛のメカニズムや特徴、対処方法に関する知識をもつことが求められます。

表3-4 神経障害性疼痛の痛みの特徴

- 灼けるような
- 電気が走る
- しびれる（ビリビリする、あるいは感覚低下）
- つっぱる
- 締め付けられる
- 過敏痛

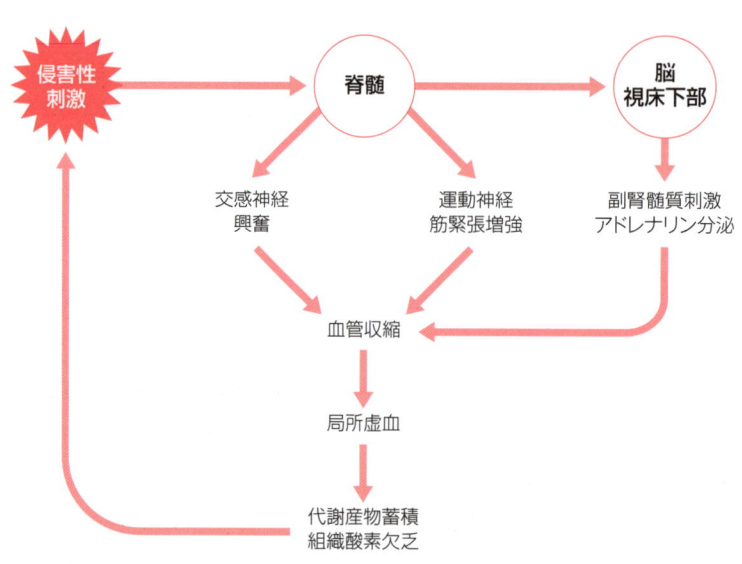

図3-3 痛みの悪循環

（水口公信：痛みとは—そのメカニズムと心身に与える影響、看護技術、43（4）、13、1997より改変）

(4) 痛みの悪循環

痛みは，前述の通り，その原因となる刺激の繰り返しによって次第に反応が増幅されるようになり（ワインドアップ現象）[3,11]，痛みがさらに誘発されるという悪循環をも生じます。その他，痛みによる筋緊張や交感神経の興奮なども痛みの閾値（p.25参照）を低下させます（図3-3）。痛みを早い段階でなくすことが，結果的に効果的なペインマネジメントになるといえます。痛みが出現してから鎮痛薬を使用するのではなく，定期的に鎮痛薬を使用することが推奨されているのはこのためです。

(5) プラセボの考え方

痛みを頻繁に訴える人や，安心させることで痛みの訴えが減るような患者に対してプラセボを使うことが，もしかしたら今もあるかもしれません。そして，プラセボを使って効果があると，「（患者が訴えている痛みは）やっぱり精神的なものだった」と思ってしまうかもしれません。

しかし，痛みは知覚されるまでに様々な要因が関与しています。患者は，「鎮痛薬を使ってもらった」という安心感や，看護師が痛みを理解してくれたという信頼感などから痛みの閾値が上がるでしょう。痛みの閾値が上がることによって，痛みの感じ方は軽くなります。つまり，プラセボの効果があったからといって，その人が精神的な要因のみで痛みを訴えているという判断はできないのです。

また，何より，プラセボを使うことは患者をだますことにほかならないのです。真実を告げずにプラセボを使用することは，倫理的にも行ってはならない行為です。もしプラセボを指示する医師がいたとしたら，倫理的な観点から投与できないことをしっかりと伝えましょう。

4 がん疼痛の特徴

(1) がん患者の痛みの原因

がん患者のもつ身体的痛みといえば，がんが浸潤したり転移したりすることによって起こるものだけと考えがちです。しかし，WHOでは，がんの治療に関連した痛みなどもがん疼痛に含めています。WHOは，がん患者の痛みの原因として，以下のように分類しています[12]。

- がん自体が原因となった痛み（他の原因に比べてはるかに多い）
- がんに関連した痛み（筋の攣縮，リンパ浮腫，便秘，褥瘡などによる痛み）
- がん治療に関連して起こる痛み（手術瘢痕の慢性的な痛み，化学療法に起因した口内炎による痛みなど）
- がん患者に併発したがん以外の疾患による痛み（変形性脊椎症，骨関節炎などの痛み）

がん患者，特に進行がん患者の身体的痛みは，これらが複数重なっているといわれており[1]，がん自体によるものだけでなく，様々な要因を併せて考える必要があります。

(2) トータルペイン（全人的苦痛）

がん患者においては，特に，痛み以外の身体症状や精神的，社会的，スピリチュアルな因子が身体的苦痛を修飾しているといわれています。これが「トータルペイン（total pain；全人的苦痛）」（図3-4）という考え方です[13]。つまり，患者が訴える痛みは，身体的な痛みだけではなく，それ以外の人間としてのあらゆる側面の因子が重なり合って増幅されているということです。これは決してがん患者のみにあてはまるものではなく，人間誰にでもあてはまるものですが，がん患者においてこのことが強調されるのはなぜなのでしょうか。慢性疼痛などの非

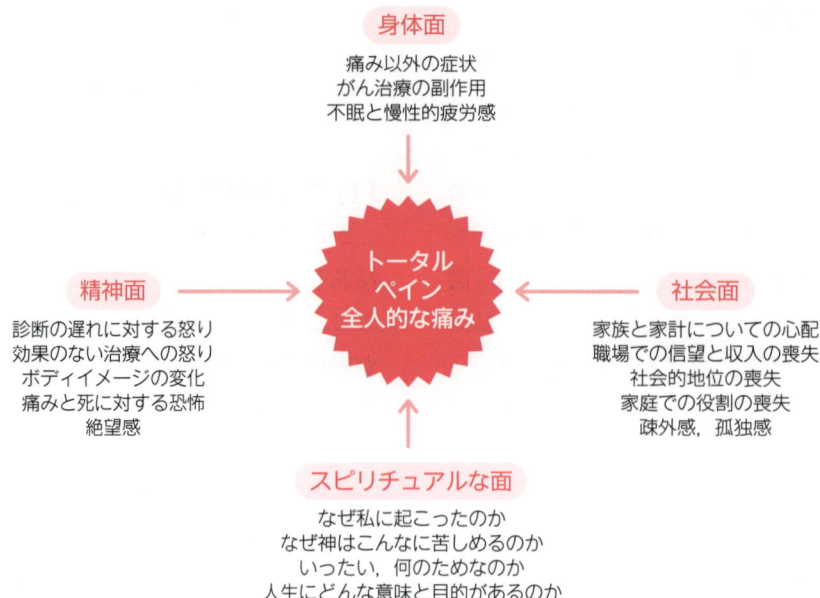

図3-4 痛みを構成する四つの因子

（Twycross, R., Wilcock, A.（武田文和監訳）：トワイクロス先生の
がん患者の症状マネジメント，第2版，p.14，医学書院，2010 より改変）

　がん疼痛の患者においても様々な苦痛を感じていることは同じですが，特にがん患者は「死」に直面する体験をもつ点で，このことへの理解が重要になるのです。

　痛み以外の身体症状には，嘔気や倦怠感，便秘など，がん患者が体験する様々な身体症状が含まれます。精神的因子には，例えば，「あとどのくらい生きられるのか」といった思いや症状の悪化に伴う不安，治らないことへの怒りなどがあります。社会的因子には，病気によって仕事を失うことや残される家族への心配などがあるでしょう。スピリチュアルな因子は，例えば「みんなに迷惑をかけながら生きていても仕方がない」といった自己価値の低下に苦悩したり，「こんなに苦しみながら生きている意味は何なのか」といった自身の存在の意味を問い続けたり，「死んだら自分はどうなるのか」というように死後の世界について考えることなどがあげられます。身体の痛みばかりを取り除こう

表3-5 痛みの感じ方に影響を与える因子

痛みの感じ方を増強する因子	・怒り ・不安 ・倦怠 ・抑うつ ・不快感 ・深い悲しみ ・不眠→疲労感 ・痛みについての理解不足 ・孤独感，社会的地位の喪失
痛みの感じ方を軽減する因子	・受容 ・不安の減退，緊張感の緩和 ・創造的な活動 ・気分の高揚 ・ほかの症状の緩和 ・感情の発散，同情的な支援（カウンセリング） ・睡眠 ・説明 ・人とのふれあい

（Twycross, R., Wilcock, A.（武田文和監訳）：トワイクロス先生の
がん患者の症状マネジメント，第2版，p.13，医学書院，2010）

としても，「心」の痛みを含めて全人的なケアができていなければ，その人の痛みをケアしていることにはならず，がん患者の痛みを十分に緩和することはできないのです。

Twycrossは，痛みの閾値に影響する因子として表3-5の事項をあげています[13]。つまり，これらの因子が身体的痛みを修飾し痛みの閾値を低下させているので，閾値を低下させる因子を最小限にし，上昇させる因子を最大限にすることによって，身体的痛みを緩和することができます。この痛みの閾値を上昇させる働きかけは，看護師の重要な役割であり，看護の醍醐味といってもよいのではないでしょうか。

■引用文献

1) American Pain Society：Principles of Analgesic Use in the Treatment of Acute Pain and Cancer Pain, 3rd ed., p.2-3, National Headquarters of the American Pain Society, 1992.
2) McCaffery, M., Beebe, A.（季羽倭文子監訳）：痛みの看護マニュアル，p.10，メヂカルフレンド社，1995.
3) 横田敏勝ほか：ナースのための痛みの知識，p.7-18，南江堂，1994.
4) Web版メルクマニュアル
   http://merckmanual.jp/mmpej/sec16/ch209/ch209a.html
5) Martin, L.A., Hagen, N.A.：Neuropathic pain in cancer patients—Mechanisms, syndromes, and clinical controversies, Journal of Pain and Symptom Management, 14(2), 99-117, 1997.
6) Portnoy, R.K., Foley, K.M.：がん性疼痛の管理．Holland, J.C., Rowland, J.H.編（河野博臣ほか監訳）：サイコオンコロジー—がん患者のための総合医療，第2巻，p.89，メディサイエンス社，1993.
7) 細川豊史：痛みの発生と伝導機序．後藤文夫ほか編：ペインマネジメント—痛みの評価と診療手順，p.2-11，南江堂，2004.
8) 横田敏勝：臨床医のための痛みのメカニズム，改訂第2版，p.19-27，南江堂，1997.
9) 恒藤暁：がん疼痛に対する鎮痛補助薬の使い方．武田文和編著：がん患者の痛みに対するモルヒネの適応と実際，p.142-153，真興交易医書出版部，1995.
10) 日本緩和医療学会緩和医療ガイドライン作成委員会編：がん疼痛の薬物療法に関するガイドライン2010年版，p.14-17，金原出版，2010.
11) 水口公信：痛みとは—そのメカニズムと心身に与える影響．看護技術，43(4), 9-15, 1997.
12) 世界保健機関編（武田文和訳）：がんの痛みからの解放—WHO方式がん疼痛治療法，第2版，p.6，金原出版，1996.
13) Twycross, R., Wilcock, A.（武田文和監訳）：トワイクロス先生のがん患者の症状マネジメント，第2版，p.17-18，医学書院，2010.

■参考文献

○ 林 章敏ほか編：がん性疼痛ケア完全ガイド，p.16-23，照林社，2010.
○ 恒藤 暁：系統緩和医療学講座—身体症状のマネジメント，p.1-7，最新医学社，2013.
○ 花岡一雄：痛みの治療の基礎と臨床．鎮痛薬・オピオイドペプチド研究会編：オピオイド—適正使用と最近の進歩，p.31-48，ミクス，1997.
○ 熊澤孝朗監編：痛みのケア—慢性痛，がん性疼痛へのアプローチ，p.21-23，照林社，2006.

第4章 痛みのアセスメント

1 アセスメントの前提

　がん患者のペインマネジメントをするうえで最も重要なことの一つがアセスメントです。その人の痛みの性質や特徴，増悪因子／緩和因子などは，個々の患者の痛みを明確化することにつながり，適切なペインマネジメントを行ううえで非常に重要な情報となります。したがって，適切なアセスメントをすることは，患者を痛みから解放することへの第一歩なのです。

　まず，痛みのアセスメントとマネジメントをする際に前提となること，つまり医療者の姿勢ともいうべきものとして，米国保健社会福祉省（DHHS：Department of Health and Human Services）発行のガイドライン"Management of Cancer Pain"[1]が現在でも参考になります。このガイドラインでは，痛みのアセスメントとマネジメントをする際の医療者の姿勢として以下の7点をあげています。この7点について少し解説を加えながら述べていきます。

(1) 定期的に痛みについて　　たずねること

　患者は，痛みについて頻繁に訴えると，"よい患者"ではなくなってしまう，医療者に嫌われるのではないか，という思いから，痛みを積極的に訴えることを控えることがあります。また，がん疼痛の場合，痛みが自然に消失することは少なく，むしろ痛みが増強したり新しい痛みが加わることのほうが多いため，痛みが次々と変化していきます。

　したがって，痛みについて，医療者から患者に定期的にたずねていくことが必要になります。ペインマネジメントの効果を的確に評価するためにも，定期的なアセスメントは不可欠です。

(2) 系統的に痛みを
　　アセスメントすること

痛みをアセスメントする際に，断片的な情報だけでは適切な判断が行えませんし，アセスメントを実際のケアに生かすことが難しくなります。例えば，次項であげるようなアセスメント指標を用いて痛みをアセスメントすれば，系統的で包括的なアセスメントをすることができます。

また，これらの項目に加えて，神経学的なアセスメントや画像診断を活用すると，より的確な判断が行えるようになります。医師との情報交換や画像診断の所見を積極的にみるのもよいでしょう。

(3) 患者の痛みの訴えを信じること

痛みは主観的なもので，感じている本人にしかわからないものです。痛みは，体験している人が「痛みがある」というときにはいつでも存在しているのですから，他者が判断することはできません。医療者は，患者の訴えを全面的に信じる必要があります。第3章でも述べたように，私たち看護師は患者が"痛みを感じている"という事実に目を向け，そのつらさに共感し寄り添うことが何よりも大切です。

(4) 患者や家族，状況に応じて適切な
　　ペインコントロールの選択肢を選ぶこと

痛みを緩和する方法には多種多様なものがあります。その中からその人の痛みにあった方法を選択することはもちろんのことですが，個々の患者・家族や，その時々の状況に応じた方法を選択することがQOLの向上につながります。

例えば，経口摂取が可能な患者が在宅に移行する場合，注射や坐剤よりも，もっとも簡便な経口薬あるいは貼付剤を使用したほうが患者や家族の負担は少なくなるでしょう。また，自分で服薬ができない患者には，1日何回も服用しなければならない経口薬よりも，1日1回の徐放製剤や3日に1回で済む貼付剤が適しているかもしれません。個々の患者を取り巻く環境も視野に入れた選択が求められます。

(5) タイムリーに，論理的で，
　　洗練された介入を提供すること

介入を試行錯誤で行っていては非常に時間がかかり，有効な手段がみつかるまでの間，患者が苦痛を味わうことになります。

例えば，神経障害性疼痛で過敏痛のある患者では，神経が異常に興奮して痛みが生じているため，マッサージを行うとかえって痛みを伴うこともあるのです。痛みのメカニズムを理解していれば，むだなケアを行わずに済むでしょう。これは，Evidence-based Nursing, Evidence-based Practice に通じることだといえます。

(6) 患者や家族の能力を高めること

ペインマネジメントは，医療者が一方的に提供するのではなく，患者や家族とともに協力しながら行っていくことが大切です。患者や家族もチームの一員であり，そして，何よりも痛みを判定するのは患者自身なのですから。だからこそ，患者や家族が積極的にペインマネジメントに参加し，上手に痛みを表現し，痛みや副作用にうまく対処できるように能力を高めることが非常に重要になってきます。

(7) 患者や家族が経過を最良のものに
　　コントロールできるようにすること

最終的に痛みが緩和され，患者や家族のQOLが最大限向上することがペインマネジメントの目標になりますが，そのプロセスにおけるQOLも重要です。患者がコントロール感覚を高められるように，常に患者を主体とし，患者の意思を十分に尊重していくことが求められ

ます。患者や家族のサポートをするのが医療者の役目です。

　これらの前提は，ペインマネジメント全体を包括するものですが，痛みのアセスメントをする際にもこの前提をふまえておくことが，よりよいペインマネジメントにつながるでしょう。

2　アセスメントの具体的ポイント

　次に，痛みのある患者のアセスメントにおいて，押さえておくべき具体的なポイントについて述べます。

　これらのポイントは，必ずしも一度に収集する必要はありませんが，早い段階でアセスメントすることによって効率的なペインマネジメントを図ることができるでしょう。情報を得るだけではアセスメントにはなりません。系統的に得られた情報を包括的に判断することがアセスメントです。アセスメントの結果は，看護ケアに用いることはもちろんのこと，薬物療法などを行う際に活用します。

　以下のアセスメント項目は，McCafferyらの「痛みの初期アセスメントツール」[2]を参考にして作成したものです。図4-1は，聖路加国際病院のアセスメントシートです。

(1) 日常生活への影響をアセスメントする

Example……「痛みで眠れなかったり，目が覚めることがありますか」といった質問をする。また，日常生活をていねいに観察する。

理由……痛みは日常生活の質を著しく低下させる。例えば，痛みが強いために食事中ずっと座っていられない場合には，食事前に鎮痛薬を予防的に追加したり，安楽な体位を工夫することができる。したがって，痛みによって睡眠や食事，排泄などにどのような影響があるのかを知ることが大切である。

　一方，患者は痛みを紛らわせることで対処している場合も多い。眠ったり，気分転換を行うことで痛みに対処している患者もいるので[3]，患者にそのようなことはないかどうかをたずねたうえでの慎重なアセスメントが必要である。

(2) 痛みの部位をアセスメントする

Example……「今，どこが痛みますか。痛みのあるところをすべて教えてください」などとたずねる。

理由……がん患者の痛みは1か所にとどまらず，複数の痛みをもっていることも多い[4]が，患者は最も痛む部位のことしか訴えないことがあるため，すべての痛みの部位についてたずねる。できれば患者自身にボディチャートに記入してもらうか，指し示してもらう。複数個所に痛みが及ぶ場合，ときに患者は「全身が痛い」と表現することがあるが，一番痛い箇所から一つずつ答えてもらうことで，痛みの部位が明確になることが多い。

　体性痛では比較的局在性が明確であるのに対して，内臓痛では局在性が不明確であることが多い。神経障害性疼痛（neuropathic pain）では，神経分布にそって痛みが生じるため，皮膚神経分布図（図4-2）を参考にしながらアセスメントするとよい。それぞれの箇所について，性質，出現パターンなどの項目を併せてアセスメントし，総合的に判断していくことが重要である。

(3) ペインスケールを用いて痛みの強さをアセスメントする

❶ 自分で痛みを表現できる場合

Example……「痛みがなしを0，最悪の痛みを10とすると，今の痛みはいくつですか」「想

St. Luke's International Hospital Pain Assessment Sheet　見本

記入日 ○○ 年 ○○ 月 ○○ 日

病室番号　831　　患者名　○山○彦　　年齢　64

病名　前立腺がん

転移　骨

痛みの部位（→図に示す）　　痛みの強さ　7／10

痛みの性質（患者の表現，痛みのパターン，持続的な痛みか間歇的な痛みかなど）
　持続的に重い感じ，座ると痛みがひどくなる

痛みの増強因子（どんな場合にひどくなるか）
　座ったり冷えたりするとひどくなる

痛みの緩和因子（どうすると楽になるか）
　マッサージや温めることでよくなる

除痛対策（使用中の鎮痛薬，効かなかった薬剤を含む）
オキシコンチン 10mg/日＋ロキソニン 3錠/日（アセトアミノフェンは効果なし）

鎮痛薬による副作用の有無
　なし

痛みによる行動制限
　特になし
　あり→（活動の制約）・不眠・食欲減退・情緒不安定
　　　　集中力の低下・社会的関係の変化
　　　　その他 ＿＿＿＿＿＿＿＿＿＿＿＿＿＿

これまでにあった痛みの経験
　30代で骨折

除痛に関する患者の希望（患者の表現で）
　トイレまで歩いていきたい

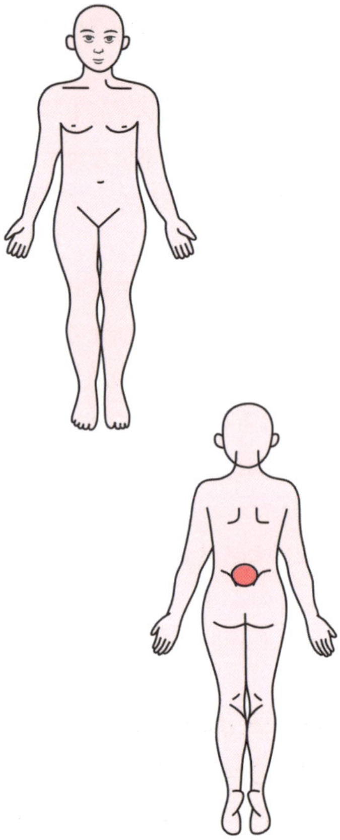

担当看護師署名 ＿＿＿＿＿＿＿＿＿＿＿＿＿＿

図4-1 | 聖路加国際病院アセスメントシート
（聖路加国際病院看護部緩和ケア検討会編：がん疼痛マネジメントマニュアル，p.8, 医学書院，1999より改変）

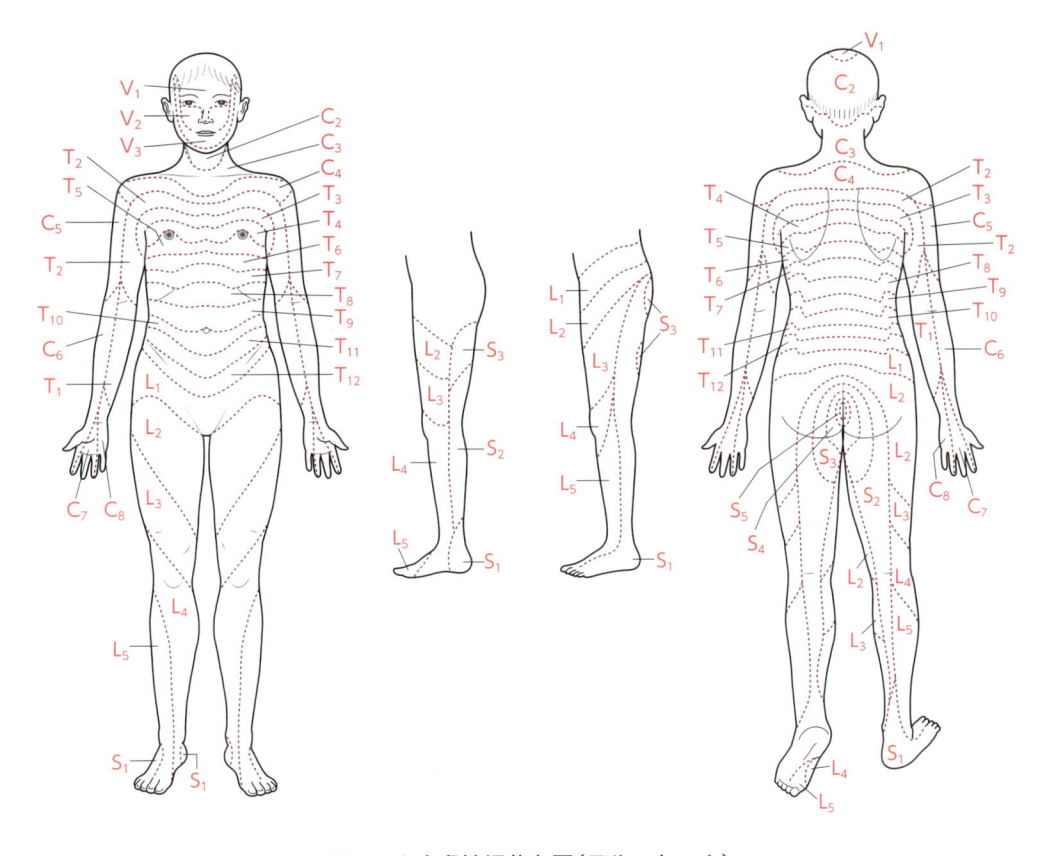

図4-2 皮膚神経分布図（デルマトーム）

（日本緩和医療学会緩和医療ガイドライン作成委員会編：がん疼痛の薬物療法に関するガイドライン2010年版, p.24, 金原出版, 2010）

像できる限り最悪の痛みを10とすると，今はそれの何割（点）ぐらいですか」とたずねるとよい。

理由……痛みの強さの経過をみていくことは，ペインマネジメントの効果を判定するうえで不可欠である。主観的なものである痛みにスケールを用いることによって，ある程度客観性を与え，医療者同士も共通の認識ができる。ペインスケールを用いたほうが看護師の介入の動機付けになり，適切なペインマネジメントが促進されるともいわれている[5]。

ペインスケールは一般的に，VAS（Visual Analog Scale），NRS（Numeric Rating Scale），VRS（Verbal Rating Scale），フェイススケール（Face Scale）などが用いられる（**図4-3**）。

VASは信頼性が確立されているが，理解力が不十分な場合や身体・視力障害のある人には適さない。0から10の間で痛みの程度を示すNRSは，VASとの高い相関が認められており，またVASよりも容易に使え，口頭でも用いることができる点で有用性が高い[6]。VRSはVASとの相関も認められているうえ，高齢者などでも理解しやすいが，表現が限られていることが問題点として指摘されている[7]。フェイススケールは3歳以上の子どもでも使用できるが，表情によってバイアスがかかるとの指摘がある[8]。

❷自分で痛みをうまく表現できない場合

痛みが長く続くと，痛みの強さは変わらないが，バイタルサインなどには現れにくくな

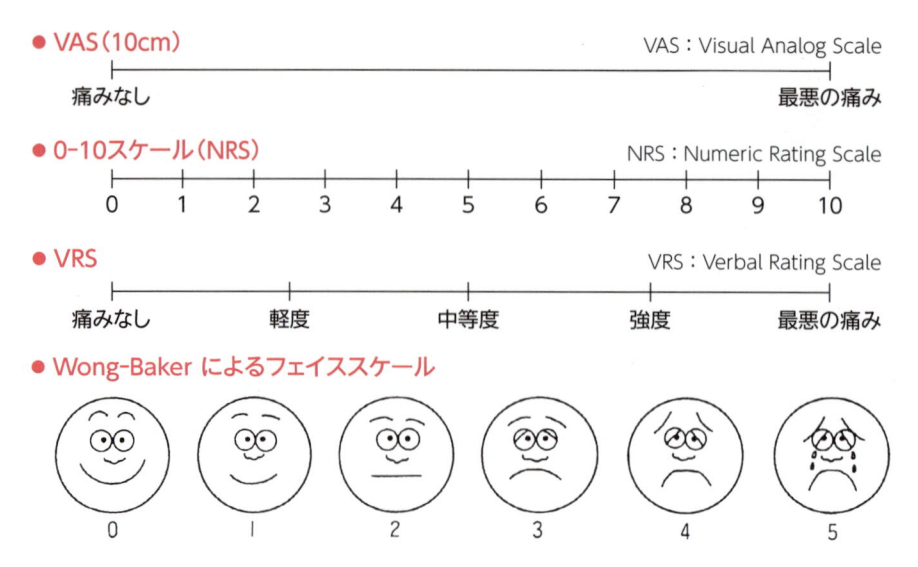

- VAS(10cm)　　VAS：Visual Analog Scale
  痛みなし　　　　　　　　　　　　　最悪の痛み
- 0-10スケール(NRS)　　NRS：Numeric Rating Scale
  0　1　2　3　4　5　6　7　8　9　10
- VRS　　VRS：Verbal Rating Scale
  痛みなし　軽度　中等度　強度　最悪の痛み
- Wong-Bakerによるフェイススケール
  0　1　2　3　4　5

ペインスケールは患者自身に答えてもらうものである。原則的に，フェイススケールであっても，他者が勝手にあてはめてはいけない。

図4-3　主なペインスケール

る[2]（第3章 p.18「❷慢性疼痛」参照）。また，表情や行動にも現れにくくなる。表情は眉間にしわを寄せた苦痛様の表情ではなく，抑うつ的になったりする。また，痛みを忘れるために気を紛らわせたり，眠る患者が多くいる。Wilkieらの研究では，痛みを軽減する行動として，92％の患者が「気分転換」，半数以上が「睡眠」を用いていた[3]。このように一見，痛みがないように思われる行動をとっていても，「痛みがない」と安易に決めつけるべきではない。

ペインスケールがうまく使えない場合でも，痛みのアセスメントができないとあきらめるのではなく，痛みの有無だけでも確認する。高齢や認知症のためスケールが答えられなかったり，意識レベルが多少低下していても，痛みの有無だけは答えられる場合が多い。痛みがありそうならば，レスキューを使用するなどの対処をすればよいのである。

(4) 痛みの性質をアセスメントする

Example……「（痛みのある部位一つひとつに対して）どんな感じの痛みですか。重い感じですか，それともビリビリするような感じですか（いくつか痛みの種類をあげてみる）」とたずねる。

理由……痛みがどのような性質のものかを知ることによって，ある程度痛みの原因の予測ができる。痛みの原因によって対処方法が異なってくるため，痛みの性質を知ることは重要である。例えば，「ビリビリする」「電気が走るような」「しびれるような」「つっぱるような」痛みは神経が障害されたときに多く[9,10]，神経障害性疼痛といわれる。この種の痛みはオピオイドだけでは十分に取りきれず，鎮痛補助薬の併用を必要とすることが多い（鎮痛補助薬については第5章 p.58「7 鎮痛補助薬の種類と作用機序」参照）。

痛みの原因別の性質について，**表4-1**に示す。

表4-1 痛みの神経学的分類

分類	侵害受容性疼痛 体性痛	侵害受容性疼痛 内臓痛	神経障害性疼痛
障害部位	皮膚,骨,関節,筋肉,結合組織などの体性組織	食道,胃,小腸,大腸などの管腔臓器 肝臓,腎臓などの被膜をもつ固形臓器	末梢神経,脊髄神経,視床,大脳などの痛みの伝達路
痛みを起こす刺激	切る,刺す,叩くなどの機械的刺激	管腔臓器の内圧上昇 臓器被膜の急激な伸展 臓器局所および周囲組織の炎症	神経の圧迫,断裂
例	骨転移局所の痛み 術後早期の創部痛 筋膜や筋骨格の炎症に伴う筋攣縮	消化管閉塞に伴う腹痛 肝臓腫瘍内出血に伴う上腹部,側腹部痛 膵臓がんに伴う上腹部,背部痛	がんの腕神経叢浸潤に伴う上肢のしびれ感を伴う痛み 脊椎転移の硬膜外浸潤,脊髄圧迫症候群に伴う背部痛 化学療法後の手・足の痛み
痛みの特徴	局在が明瞭な持続痛が体動に伴って増悪する	深く絞られるような,押されるような痛み 局在が不明瞭	障害神経支配領域のしびれ感を伴う痛み 電気が走るような痛み
随伴症状	頭蓋骨,脊椎転移では病巣から離れた場所に特徴的な関連痛*を認める	嘔気・嘔吐,発汗などを伴うことがある 病巣から離れた場所に関連痛*を認める	知覚低下,知覚異常,運動障害を伴う
治療における特徴	突出痛に対するレスキュー使用が重要	オピオイドが効きやすい	難治性で鎮痛補助薬が必要になることが多い

*関連痛:病巣の周囲や病巣から離れた場所に発生する痛みを関連痛と呼ぶ。内臓のがんにおいても病巣から離れた部位に関連痛が発生する。内臓が痛み刺激を入力する脊髄レベルに同様に痛み刺激を入力する皮膚の痛覚過敏,同じ脊髄レベルに遠心路核をもつ筋肉の収縮に伴う圧痛,交感神経の興奮に伴う皮膚血流の低下や立毛筋の収縮を認める。上腹部内臓のがんで肩や背中が痛くなること,腎・尿路の異常で鼠径部が痛くなること,骨盤内の腫瘍に伴って腰痛や会陰部の痛みが出現することなどがあげられる。
(参考)椎体症候群:骨転移,とくに脊椎の転移において,椎体症候群と呼ばれる特徴的な関連痛が発生する。頸椎の転移では後頭部や肩甲背部に,腰椎の転移では腸骨や仙腸関節に,仙骨の転移では大腿後面に痛みがみられる。機序は明らかになっていない。

(日本緩和医療学会緩和医療ガイドライン作成委員会編:がん疼痛の薬物療法に関するガイドライン2010年版,p.14,金原出版,2010)

(5) 痛みの持続期間,1日の変化についてアセスメントする

Example……「痛みはいつ頃からありますか。その頃から痛みの強さや感じ方は変わりましたか」「1日のうちで痛みに変化はありますか。決まった時間に痛くなったりしますか」とたずねる。また,1日の変化を観察する。

ペインフローシート(図4-4)などを用いて経時的にアセスメントすることにより,鎮痛薬と痛みの相関関係(鎮痛薬を使用した時間と痛みが強くなる時間など)や痛みの出現パターン,副作用の有無などが一目でわかる。それに基づいて薬物の種類や使用量を変更することで,その患者に適した安全で効果的な鎮痛薬の使用ができる[2]。痛みの記録を改善することで,患者・スタッフ双方の満足感が高まるともいわれている[11]。ペインフローシートの活用方法は表4-2を参照されたい。

理由……1日の変化を知ることによって痛みのパターンを知ることができ,日常生活上の変更を試みたり,鎮痛薬の投与方法を変更するなどの工夫が行える。痛みの持続期間については,いつから痛みが生じたのか,何かきっかけがあったのか,持続的か断続的か,といったことも含まれる。神経障害性疼痛では,一過性に痛みが襲い,すぐに治まるという電撃性の発作痛の場合もある。また,持続期間が長くなると感作が形成され,痛みが難治性になるため,マネジメントも困難になる可能性がある。

Pain Flow Sheet

痛みの部位　①腰部，②左下肢　　痛みの性質（患者の表現で）①重い感じ，②ぴりぴりする

処方されている鎮痛薬　　オキシコンチン 60mg/日，2回（9時，21時）

　　　　　　　　　　　　オキノーム 10mg　必要時

　　　　　　　　　　　　リリカ 75mg　1回就寝時

①●―● ②×-----×

日時	痛みの強さ 0 1 2 3 4 5 6 7 8 9 10	使用した鎮痛薬など	コメント／プラン
21日			
9:00		オキシコンチン 30mg	"少し痛むけど大丈夫だよ"
			左下肢しびれ感変わらず
● 12:00			"ほとんど気にならない"
15:30			MRIへ
16:00		オキノーム 10mg	検査でずっと同じ姿勢で寝ていたら痛くなった　★
		腰部マッサージ	
◆ 16:30			"だいぶ楽になったよ"
22日			
0:00			睡眠中
3:00			〃
6:00		オキノーム 10mg	"少し痛くなってきたな"
9:00		オキシコンチン 30mg	"もう大丈夫だけど，また飲んだ方がいいの？"　▲

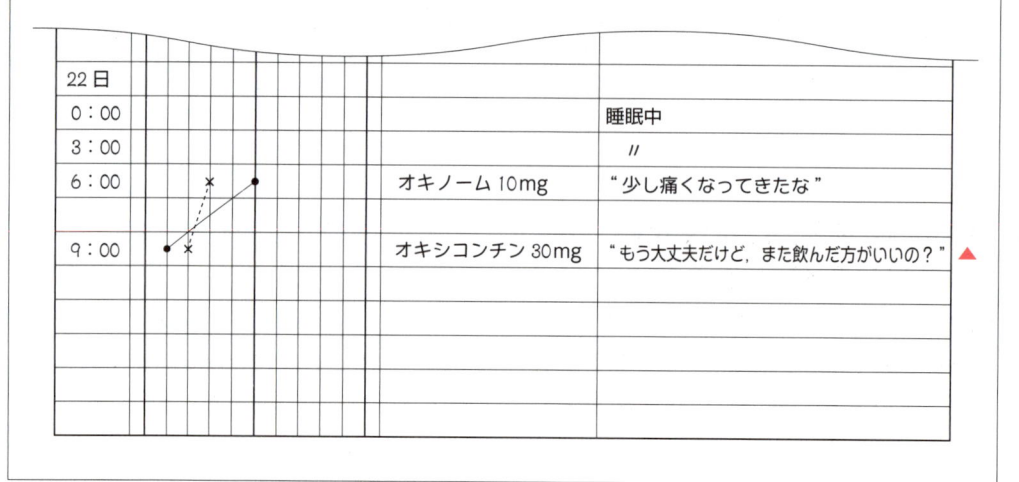

●：オキシコンチン®（オキシコドン塩酸塩水和物徐放剤）は2〜3時間で血中濃度が最高になる。3時間後に再アセスメントする。
★：同一体位の保持が必要な検査の前には，レスキューを経口薬ならば15〜30分前，注射ならば5〜10分前に使用するとよい。
◆：速効性オキシコドン製剤（経口）は約30分評価。
▲：定期薬は痛みを感じなくても必ず飲む。

図4-4 | ペインフローシート

（聖路加国際病院緩和ケア検討会症状マネジメントグループ編：がん疼痛マネジメントマニュアル，p.11, 医学書院, 1999より改変）

表4-2 ペインフローシートの活用方法
～オピオイド使用時に起こりやすい状況について考えられる原因と対処方法の例～

1. **投与後，最高血中濃度に達する時間になっても十分な鎮痛効果が得られない**
   （ペインスコアが0～2にならない場合）
   a. 患者の痛みの強さに対して投与量が少ない → 眠気がなければ30～50%増量を検討する
   b. 腹水，胸水，浮腫，イレウスなどが急激に悪化し，血漿中オピオイド濃度が低下している可能性がある
      → 眠気がなければ30～50%増量を検討する
   c. 消化器障害（嘔気，嘔吐，通過障害）があり，経口オピオイドが十分に吸収されていない
      → 投与経路の変更（皮下/静脈注射など）を検討する
   d. オピオイドだけでは取りにくい痛みである
      ・神経障害性疼痛の場合 → 鎮痛補助薬の併用を検討する
      ・炎症による痛みの場合 → 非ステロイド性抗炎症薬（NSAIDs）の併用を検討する

2. **投与後，一度ペインスケールが0～2に下がったが，次の投与前に痛みが増強した場合**
   → 次の投与前に血中濃度が下がってしまっている
   a. 眠気がない場合 → 30～50%増量を検討する
   b. 軽度の眠気がある場合 → 投与間隔を1日3回まで短くすることを検討する
      （例：オキシコンチン®［オキシコドン塩酸塩水和物徐放剤］60 mg/日では1日2回＝30 mg×2を3回＝20 mg×3にすることで，次の投与時間が来る前に血中濃度が下がりすぎることを防げる。また，1回服用量が少なくなり，最高血中濃度が高くなりすぎず，眠気を起こさない）

3. **決まった時間に痛みが強くなる場合**
   a. ある特定の時間に強くなる → その時間帯の投与量のみ30～50%増量を検討する
      （例：早朝に痛みが強くなる場合は就寝時の投与量を増やす）
   b. 体動によって強くなる（放射線治療への移動，入浴，散歩など）→ 体動前にレスキューを使用（速効性モルヒネ製剤ならば15～30分前，注射ならば5～10分前に使用）
   c. 夜間に強くなる → 孤独，不安，さみしさなどが痛みを増強させている可能性があるので，精神面での重点的なケア，睡眠薬，抗不安薬などの使用を考慮する

4. **痛みの訴え方と鎮痛薬の効果が一致しない場合**
   ・精神的な要因が大きく関与していると考えられるので，全人的な痛み（total pain）の観点から痛みの閾値に影響する諸因子をアセスメントする
   ・鎮痛薬のみでコントロールしようとせず，精神的ケアや向精神薬などの適応を検討する

＊上記は考え方の参考とするもので，個々の状況に応じた対処が求められる。

（聖路加国際病院緩和ケア検討会症状マネジメントグループ編：がん疼痛マネジメントマニュアル，p.10-13, 医学書院，1999より改変）

(6) 増悪因子と緩和因子について アセスメントする

Example……「どうすると痛みがひどく（よく）なりますか」「温めたり，冷やしたり（さすったり）するのはどうですか」とたずねてみる。また，体動時など生活動作による因子も観察する。

理由……どのような要因が，例えばどのような行為（温める/冷やす，さする，気分転換など）や姿勢・体位によって痛みが増悪するのか，あるいは緩和するのかを把握し，積極的にケアに生かす。ケアの効果には個人差があり，ある患者に効果があったものが別の患者にとって効果があるとは限らないため[2]，個々にアセスメントすることが必要である。個々の患者に有効と思われる新しい緩和因子を試みることもできる。

(7) 今までの鎮痛薬の効果について アセスメントする

Example……「今まで痛み止め（市販のものを含める）は使ったことがありますか。それは効果がありましたか」とたずねる。

理由……今まで使用した鎮痛薬がどれだけの量で，どの程度効果があったかをたずねることで，次に使用する鎮痛薬を決定する際の参考になる。もしそれまで非ステロイド性抗炎症薬（NSAIDs）を定期的に使用しても効果が

不十分だったならば，WHO 3段階除痛ラダー（第5章 p.50「（2）WHO 3段階除痛ラダー」参照）に則り，すぐに第2段階または第3段階に移行するなどの対応を行う。しかし中には，薬物を定期的に使用せずに，「効かない」とあきらめてしまっている場合も少なくない。

（8）痛みや鎮痛薬に関する患者および家族の認識をアセスメントする

Example……日々の会話の中から，患者が痛みをどのようにとらえているのかを把握する。患者と家族とは別々に話を聞くとよい。

理由……ときに，患者の痛みの原因についての認識が医療者や家族とずれていることがある。そのため，痛みが緩和されると，鎮痛薬を自分で中断してしまうこともある。また，病識がないために安静が守れず，病的骨折を起こすこともあり得る。

一方，がんによる痛みと認識している場合には，痛みがその人にとってどのような意味（痛みは挑戦である，罰である，など）をもっているのかを知ることで，患者の病気や死に対する思いを知り得ることがある（第7章 p.77「2 痛みの意味」を参照）。

Example……「モルヒネと聞くと心配ですか」というように不安の表出を促し，どのようなことが心配であるかをたずねてみるのも一つの方法である。特に，モルヒネの開始や増量に抵抗を示す場合には，このような質問をするよい機会である。

理由……鎮痛薬，特に麻薬の使用に対して，患者や家族は予想以上に「麻薬中毒（依存）」「麻薬＝末期」といったイメージから不安をもっていることが多い[12-14]。

Ward らの調査では，がん患者がもつペインマネジメントに関する懸念は，高い順に①薬への依存，②病気の進行を意味するという恐れ，③副作用，であった[13]。

この結果から，患者への正しい情報の提供や不安の軽減が必要であることが示唆される。また，積極的治療の適応がなくなり，症状緩和のみに移行することに抵抗を感じる患者もいる[15]。このような場合，特に患者の病気や現状の受け止め方，死に対する思いなども同時にアセスメントする必要がある。

（9）患者の精神面・社会面・スピリチュアルな側面をアセスメントする

Example……日々の会話や表情，家族からの情報などにより総合的にとらえる。

理由……患者の精神面・社会面・スピリチュアルな側面，つまり人間としてのあらゆる側面が，その人の痛みの感じ方に影響を及ぼす（第3章 p.23「（2）トータルペイン」参照）。したがって，がんという現状の受け止め方や死に対する思い，家族関係など，あらゆる側面についてのアセスメントを行い，影響を及ぼしている因子も同時にケアしていく必要がある。また，患者や家族が困難な状況を乗り越えられる能力がどの程度あるのかをアセスメントすることも，重要である。

（10）適切な環境が保たれているか，アセスメントする

Example……患者自身との会話の中から，あるいは家族の情報などから把握する。

理由……様々な因子が痛みの感じ方に影響を及ぼすため，単に物理的にだけでなく，人的にも適切な環境が保たれることは重要なことである。Fukai は，会話の相手が初対面者よりも友人であるほうが痛みの閾値が上昇することを実験的に明らかにした[16]。この研究は，患者とコミュニケーションの相手との関係性が，痛みの閾値に影響を与えることを示唆し

ている。

（11）ペインマネジメントに対する満足度をアセスメントする

Example……除痛が図れてきたら，「今の痛みのレベルに満足していますか」とたずねる。

理由……KrokoskyとReardonは，患者の感じている満足度と，医療者が評価した満足度は一致しないことを指摘している。また，慢性疼痛をもつ患者のほうが，急性疼痛の患者よりも満足度が有意に低いことが明らかになっている[17]。

痛みが主観的なものであるように，満足度も主観的なものである。医療者が評価をするのではなく，あくまでも患者がどの程度満足しているかをアセスメントするべきである。患者は医療に対して不満足であっても，なかなか自発的に言うことはできない。医療者のほうからたずねるようにする。

■引用文献

1) Jacox, A. et al. ed.：Management of Cancer Pain—AHCPR Clinical Practice Guideline Number 9, Agency for Health Care Policy and Research, p.24, U.S. Department of Health and Human Services, 1994.
2) McCaffery, M., Beebe, A.（季羽倭文子監訳）：痛みの看護マニュアル，メヂカルフレンド社，1995.
3) Wilkie, D.J. et al.：Cancer pain control behaviors—Description and correlation with pain intensity, Oncology Nursing Forum, 15(6), 723-731, 1988.
4) Coyle, N. et al.：Character of terminal illness in the advanced cancer patient—Pain and other symptoms during the last four weeks of life, Journal of Pain and Symptom Management, 5(2), 83-93, 1990.
5) Faries, J.E. et al.：Systematic pain records and their impact on pain control, Cancer Nursing, 14(6), 306-313, 1991.
6) Paice, J.A., Cohen, F.L.：Validity of a verbally administered numeric rating scale to measure cancer pain intensity, Cancer Nursing, 20(2), 88-93, 1997.
7) Ohnhaus, E.E., Adler, R.：Methodological problems in the measurement of pain—a comparison between the verbal rating scale and the visual analogue scale, Pain, 1(14), 379-384, 1975.
8) 日本緩和医療学会緩和医療ガイドライン作成委員会編：がん疼痛の薬物療法に関するガイドライン2010年版，金原出版，2010.
9) 世界保健機関編（武田文和訳）：がんの痛みからの解放，p.48, 金原出版，1987.
10) 池永昌之，恒藤 暁：がん性疼痛と鎮痛補助薬—モルヒネの効く痛み，効きにくい痛み，がん看護，3(4), 288-292, 1998.
11) Goldberg, G.R., Morrison, R.S.：Pain management in hospitalized cancer patients：A systematic review, Journal of Clinical Oncology, 25(13), 1792-1801, 2007.
12) Riddle, A., Fitch, M.I.：Patients' knowledge of and attitudes toward the management of cancer pain, Oncology Nursing Forum, 24(10), 1775-1784, 1997.
13) Ward, S.E. et al.：Patient-related barriers to management of cancer pain, Pain, 52(3), 319-324, 1993.
14) 吉田みつ子：痛みのあるがん患者の日常生活の安寧感と痛みのコントロール，日本看護科学会誌，17(4), 56-63, 1997.
15) 岡田美賀子，小松浩子：がん患者の鎮痛薬使用に対する抵抗感とその関連要因の分析，日本がん看護学会誌，14(Suppl.), 32, 2000.
16) Fukai, K.：Effect of conversation and other nursing analgesic techniques on the electrically evolve prick pain threshold, Kawasaki Journal of Medical Welfare, 2(1), 49-54, 1996.
17) Krokosky, N.J., Reardon, R.C.（阿部典子訳）：患者の痛みに対する看護婦と医師の認識の的確性．Funk, S.G. et al. ed.：安楽へのアプローチ（I）—痛みの臨床ケア，p.141-150, 医学書院，1993.

■参考文献

○ 林 直子：アセスメントツール—特集：がんの痛みのアセスメント，がん看護，3(2), 99-104, 1998.
○ 濱口恵子：疼痛アセスメントの意義．柏木哲夫，石谷邦彦編：緩和医療学，p.38-45, 三輪書店，1997.

第5章 がん疼痛に対する薬物療法と看護師の役割

　薬物療法では，患者の生活パターンや身体的な状況，患者の希望を考えながら，"どのような薬"を"どのような時間・量・方法"で使用するかを検討し，使用する鎮痛薬の効果を最大に，副作用を最小にするケアを実践していくことが必要となります。もちろん薬物の処方は，身体状況を診断し，治療に責任をもつ医師の役割であり，薬物の選択や服薬指導は専門知識をもつ薬剤師の役割でもあります。しかし，鎮痛薬の使用のタイミングやその効果は，否応なく患者の生活に大きく影響してくるため，患者の生活をより安全・安楽にすることを専門とする看護師の役割はたいへん重要になってきます。つまり，薬物療法は，医師，薬剤師，看護師，その他多くの医療者との協働が求められるのです。
　そこで，本章では，ペインマネジメントを目的とした薬物療法における看護師の役割について考えてみたいと思います。

1 薬物療法における看護師の役割

　「がん疼痛の90％は，鎮痛薬の適切な使用により緩和できる」とWHO（世界保健機関）が述べているように[1]，がん疼痛に対するペインマネジメントを検討していく場合は，鎮痛薬を適切に使用することが大前提になります。疼痛はがんによる症状の中でも初期の段階からある症状ですが，進行期にならないと着目されない傾向があります。できるだけ痛みが複雑にならない早い段階からがん疼痛を適切にキャッチし，ペインマネジメントが円滑に開始されることが望ましいでしょう。
　もちろん，ケアの工夫や精神面・社会面・スピリチュアルな側面へのケアが加わることによって，ペインマネジメントの質はより向上します。薬物療法にばかり依存すると，ペインマネ

ジメントが偏り，その効果が十分に発揮されません。しかし，薬物療法が不完全なまま，精神面・社会面・スピリチュアルな側面にばかりとらわれていることも，医療の一端を担う看護師の役割が果たせているとはいえないでしょう。

薬物療法を理解していくためには，これまで述べてきた痛みの起こるメカニズムを理解したうえで，それぞれのメカニズムに影響する薬物の作用を理解する必要があります。そのことによって，薬物の使用経路の工夫や，患者の生活にあわせた薬物使用のタイムスケジュールが立てやすくなっていきます。

また，薬物療法をめぐって関わる医療者や介助する家族との信頼関係は，その鎮痛薬の効果に大きく影響し，患者と薬物の相性を左右します。看護師として患者の信頼が得られるよう，薬物療法についての知識と経験を積み重ねたいものです。

薬物療法を行っている患者に対する看護師の主な役割を表5-1にまとめました。それぞれについて解説していきます。

(1) 痛みのアセスメント

がん疼痛はトータルペインとしてアセスメントすることが重要であるため，看護の視点から痛みのアセスメントが行えることが基本となります。痛みの部位や強さ，性質，持続時間などを的確に把握し，痛みの原因にあったペインマネジメントを進めていきます（第4章参照）。

表5-1 | 薬物療法における看護師の役割

①痛みのアセスメント
②適切な使用経路や薬物選択（オピオイドスイッチ）
③正確な時間や量での使用
④レスキューの適切な使用
⑤効果の継続アセスメント
⑥患者の生活パターンにそったタイムスケジュール
⑦患者・家族教育
⑧患者とのコミュニケーション
⑨多職種による検討

(2) 適切な鎮痛薬の使用経路や薬物選択（オピオイドスイッチ）

鎮痛薬の使用経路は，経口，経直腸，舌下，経静脈，皮下，硬膜外，経皮などがあります。使用する鎮痛薬や患者の病状（経口摂取状況，ストーマ造設の有無など），嗜好，ライフスタイルによって，適切な使用経路は異なります。また，使用経路による薬理作用や鎮痛力価も異なります。

最近では，様々な種類のオピオイドががん疼痛に使用できるように開発されていますが，作用するレセプターの違いにより副作用の出現が異なるため，より副作用の少ない，患者一人ひとりにあったオピオイドが選択できるようになってきています。

鎮痛薬の剤形や使用経路による効果の違いなどを表5-2にまとめました。各薬物の特徴をふまえ，最大効果発現時間や効果持続時間を考慮し，患者の病状や生活にあった剤形や使用経路を患者と相談のうえで選択していきます。鎮痛薬の使用経路は，入院中は速やかに変更できますが，在宅療養に移行してからの変更はトラブルの原因になることもあるため，病態の変化を予測し，できるだけ同一方法で在宅でも使用できるよう，退院時に十分検討しておく必要があります。

がん疼痛の場合，患者の全身状態は日々変化するため，鎮痛薬導入時だけでなく，継続して使用経路や薬物を検討することが必要です。そのときの患者の状況（病態や薬物耐性など）に最も適したオピオイドを選択し，変更していくことを，オピオイドスイッチといいます。オピオイドスイッチについては，後の項（p.54）で詳しく述べます。

(3) 正確な時間や量での使用

薬物が，計画された時間や量に従って使用されることは基本的なことです。特にオピオイド

は，安定した血中濃度を保つことにより不快な副作用の出現が予防でき，安定した鎮痛効果が得られる薬物です。したがって，血中濃度を保つための時間や量に対する細心の注意が必要になります。

以下のようなことがあると，タイムスケジュールや薬物の吸収量が異なってきます。
- 生活パターンのずれ（仕事，食事，外出，処置，検査など）
- 嘔吐もしくは下痢（イレウス，感染症など）
- 服薬忘れ（体調の変化，認知力の低下など）
- 医療者のミス（誤薬）

どのような状況の変化やトラブルがあっても，患者が不必要な痛みや副作用を体験をしないよう，看護師は状況を判断し対応する役割があります。このような判断能力を養っていくために，薬理作用や痛みのメカニズムについての理解が基本になります。

やむなく時間や量の変更を行った場合は，その理由を明確にチームに伝え，継続してアセスメントが行えるような連携が必要です。例えば，検査の絶食のために服薬ができなくなる場合があります。一般的には，オピオイドは定時に使用することが多いのですが，検査の内容によって判断が異なります。検査のときになってから対策を考えるのではなく，前もって医師と他の経路への変更などの合意を得ておいたほうが，患者に余分な苦痛や不安を与えずに済むでしょう。

また，自分の痛みの原因や鎮痛薬の継続使用の必要性を十分理解していない患者の場合，痛みがなくなると，余分な薬は極力減らしたいという思いから，自己判断で服薬を中止してしまうことがあります。患者を"監視して厳しく服薬を守らせる"のではなく，患者が納得してペインマネジメントに参加できるよう，"患者にあった適切な服薬指導を行っていく"ことが重要です（第8章 p.95「5 薬物療法に関する教育」参照）。

（4）レスキューの適切な使用

がん疼痛の増強により，患者は不安や恐怖，孤独を感じます。そしてそれらの対応が遅れてしまうと，さらに不安は募り，その後のペインマネジメントを複雑にします。また，がん疼痛は不規則に変化するため，痛みの評価を繰り返し，マネジメント方法のこまめな変更が必要となります。医療者の迅速な対応は，患者の不快な体験時間を少しでも短くし，常に援助が受けられるという信頼関係を維持するための基本です。そのためには，レスキュー（rescue：痛くなりそうなときに使う薬物のこと。頓用薬や臨時薬と同じように使用する）の使用は不可欠です。定期的な鎮痛薬だけでは対応しきれない痛みが出現したときに，レスキューが用いられます[2]。

レスキューの使用により，痛みが出現したときに迅速対応ができ，患者の不快な時間や痛みに対する恐怖心を最小にすることができます。したがって，レスキューの使用は，あらかじめ薬物処方の責任者である医師と使用量や使用間隔を相談し，患者・家族，または看護師の判断で使用可能な範囲を設定し，そのつど医師の判断を待たなくても対応できるように事前指示を受けておきます。

例えば，モルヒネ硫酸塩水和物徐放剤（MSコンチン®）10 mgを1日3錠服用している場合は，レスキューとして「モルヒネ塩酸塩水和物（オプソ®）5 mg/回，30分毎に繰り返し使用可」という取り決めを医師としておきます。MSコンチン®を使用しているときにオプソ®をレスキューに使うのは，成分が同じモルヒネで，速効性があるからです。オピオイドには，様々な剤形や使用経路があります。それらの作用機序（p.51「オピオイドの作用機序」参照）は同じですが，効果発現時間や最大効果発現時間，

表5-2 鎮痛薬一覧表

WHO ラダー		鎮痛薬一般名(商品名)	投与経路	剤形	経口モルヒネとの等価鎮痛量(効力比)	効果発現時間	最大効果発現時間	標準使用間隔
第1段階（非オピオイド）		アセトアミノフェン	経口	錠・散・シロップ	−	−	30〜60分	6時間
			経直腸	坐剤	−	−	1〜1.6時間	6時間
	NSAIDs	ジクロフェナクナトリウム（ボルタレン®など）	経口	錠	−	15〜45分	2.7時間	6〜10時間
			経直腸	坐剤	−	10〜90分	48〜60分	8時間
		ナプロキセン（ナイキサン®など）	経口	錠 カプセル	−	30〜60分	2〜4時間	12時間
		ロキソプロフェンナトリウム（ロキソニン®など）		錠・散	−	−	27分	8時間
		フルルビプロフェンアキセチル（ロピオン®）	静脈	注	−	−	6.7分	8〜12時間
第2段階（弱オピオイド）		コデインリン酸塩水和物	経口	錠・散	1/6 (360mg)	30〜45分	1〜2時間	4〜6時間
		トラマドール塩酸塩（トラマール®）		カプセル	1/5	30分	約1.5時間	4〜6時間
第3段階（強オピオイド）	モルヒネ	モルヒネ塩酸塩水和物速放製剤（モルヒネ塩酸塩®, オプソ®など）	経口	錠・末水溶液	1 (60mg)	10〜15分	30〜60分	4〜6時間
		モルヒネ硫酸塩水和物徐放錠（MSコンチン®など）		錠	1 (60mg)	70分	2〜4時間	8〜12時間
		モルヒネ硫酸塩水和物徐放剤（カディアン®など）		カプセル	1 (60mg)	36〜60分	6〜8時間	12〜24時間
		モルヒネ塩酸塩水和物徐放剤（パシーフ®）		カプセル	1 (60mg)	15〜30分	40〜60分	12〜24時間
		モルヒネ塩酸塩水和物坐剤（アンペック®）	経直腸	坐剤	1〜1.5 (45〜60mg)	20分	1〜2時間	6〜10時間
		モルヒネ塩酸塩水和物注射薬	静脈	注	3 (20mg)	直ちに	10分以上	持続またはレスキューとして15〜30分毎
			皮下	注	2〜3 (20〜30mg)	数分	10〜20分以上	持続またはレスキューとして15〜30分毎
			硬膜下	注	1/20〜1/10 (3〜6mg)	30分	1時間以上	持続またはレスキューとして15〜30分毎
	オキシコドン	オキシコドン塩酸塩水和物徐放錠（オキシコンチン®）	経口	錠	1.5 (45mg)	12分（吸収開始）	2〜3時間	8〜12時間
		オキシコドン塩酸塩水和物注射薬（オキファスト®）	静脈 皮下	注	1〜1.2	直ちに	5分	持続またはレスキューとして静注10分以上、皮下注20分以上あけて
		オキシコドン塩酸塩水和物速放錠（オキノーム®）	経口	散	1.5 (45mg)	12分（吸収開始）	1.7〜2時間	4〜6時間
	フェンタニル	フェンタニル（デュロテップ®MTパッチ）	経皮	貼付剤	100 (4.2mg)	2時間	17〜48時間	72時間（場合によって48時間）
		（ワンデュロ®パッチ）			100		18時間(3日間連続投与で66時間)	24時間
		フェンタニルクエン酸塩（フェンタニル®）	静脈	注	600 (0.05mg)	直ちに	3〜5分	持続または30〜60分
		（フェントス®テープ）	経皮	貼付剤	100	−	約20時間	24時間
	メサドン	メサドン塩酸塩（メサペイン®）	経口	錠	確立していない	30分	3〜5時間	8時間

主な特徴	
・抗炎症作用はほとんどない。胃腸障害を起こしにくい ・坐剤もある	
・NSAIDs の中でも鎮痛効果が強力であるが、副作用には注意が必要である。特に胃腸障害に対しては予防的な対策が勧められる ・1日2回服用のカプセルもある	・NSAIDs は共通してプロスタグランジン産生抑制作用による鎮痛作用，抗炎症作用をもつ ・胃腸障害，腎障害，血小板減少などの副作用があるため，注意が必要
・解熱作用も強く，腫瘍熱に使われることが多い ・長時間作用型	
・鎮痛・抗炎症作用は強いが，プロドラッグで胃腸障害が少ない	
・NSAIDs で唯一の注射薬 ・経口・坐剤の使用が困難な場合に使いやすい	
・体内で一部がモルヒネに変換されるため，モルヒネと同様の鎮痛作用をもつ ・鎮咳目的で使用されることも多い	
・トラマドールおよび活性代謝産物（M1）がオピオイドμ受容体に結合し作用を発揮するほか，SNRI（セロトニン・ノルアドレナリン再取り込み阻害薬）と同様の作用があり，下行性鎮痛抑制系を賦活させることで神経障害性疼痛に対する効果，抗うつ効果を発揮する ・劇薬指定で，麻薬に指定されていない ・SNRI と同様の作用があるため，心疾患のある患者へは慎重投与 ・トラマドールとアセトアミノフェンの配合錠であるトラムセット®が発売されたが，がん疼痛には保険適応がない	
・速効性製剤であるため，レスキューとして用いられることが多い ・末では非常に安価である	・モルヒネ製剤は共通して，有効限界がなく，増量しても効かなくなることはない ・呼吸抑制や眠気の副作用は耐性ができるため，数日かけて徐々に増量すれば問題となることはほとんどない ・鎮咳効果を有する
・1日2回の徐放性製剤。場合によっては1日3回とすることもある	
・1日1回の徐放性製剤であるため簡便。中が細粒になっており，カプセルから出して使用することも可能	
・1日1回の徐放性製剤。120mg の製剤があり，高用量の服用に便利	
・経口困難時に使用できるが，排便との関連など配慮が必要 ・吸収は一般的な坐剤に比べ緩徐	
・速効性があり，激痛に対しても緊急対応できる ・微量調節が可能で，適量調節がしやすい ・24 時間持続投与が原則とされているため，器具につながれるというデメリットがある	
・速効性で，激痛に対する緊急対応ができる ・埋め込み式でないと感染の問題があり，長期使用は困難。入浴ができない	
・1日2回の徐放性製剤。場合によっては1日3回とすることもある ・5mg 製剤があり，低用量から開始可能	・モルヒネと同様の鎮痛効果をもつが，代謝産物の活性がほとんどないため，腎障害があっても使いやすい ・神経障害性疼痛にも有効ともいわれている ・鎮咳効果については不明
・オキシコドンの注射薬として発売された（パビナール®注もオキシコドン注射薬であるが，ヒドロコタルニンが含有されており，使用しにくかったため普及していなかった）	
・オキシコドンの速効性製剤 ・オキシコンチン®服用中のレスキューとして使用できる	
・3日に1回の貼り替えで済むため簡便 ・経口摂取が困難な場合に在宅でも使いやすい ・用量調節が細かくできないため，オピオイドの必要量が定まってから用いるのが原則 ・体温や発汗などの影響を受けやすい	・μ1 受容体選択性，代謝産物の活性が少ないことなどから，眠気や嘔気，便秘などの副作用が比較的少ない ・鎮咳効果はない
・デュロテップ®MT パッチの1日1回貼付タイプ。3日に1回では貼り替えを忘れやすい場合や毎日の入浴で剥がれやすい場合などによい	
・右記の理由に加え，半減期が短いため，モルヒネ注に比べて副作用が少ない ・モルヒネによる副作用に難渋した場合に，オピオイドスイッチすることが多い ・硬膜外からの投与も可能	
・フェンタニルの1日1回貼付タイプ ・他のフェンタニル貼付剤と同様の薬理作用	
・メサドンは代謝が非常に遅く，半減期は 24～48 時間である。そのため増量する際には7日以上あけて行うことが必要とされている ・NMDA 受容体拮抗作用がある ・QT 延長など重大な副作用を起こす可能性があり，オピオイドの使用経験が豊富な医師のみが処方すべきとされている	

（各製剤の添付文書・インタビューフォームおよび引用文献7, 11, 20, 29-34を参考に高橋が作成）

表5-3 | レスキューの原則

原則1	継続使用している鎮痛薬と同じ種類の鎮痛薬を用いる（速効性のものを選択）
原則2	1回量は，経口ならば1日量の1/6，持続注射ならば1時間量
原則3	最大効果発現時間後にも痛みが残っていれば，繰り返し使用する

表5-4 | レスキュー使用方法についてのスタンダード

定期使用薬物	1日オピオイド量	レスキュー	1回使用量	効果判定時間
オキシコドン塩酸塩水和物（オキシコンチン®）	10 mg	コデインリン酸塩水和物	20 mg	1時間
モルヒネ硫酸塩水和物徐放剤（MSコンチン®）	20 mg	モルヒネ塩酸塩水和物（オプソ®）	5 mg	30分
モルヒネ塩酸塩水和物坐剤（アンペック®坐剤）	30 mg	アンペック®坐剤	10 mg*	1時間
		モルヒネ塩酸塩水和物（オプソ®）	10 mg	30分
オピオイド持続注射	12〜24 mg	早送り	2.5 mg（ニプロシリンジポンプの場合2回転）	15分

＊原則では，1回使用量は5 mgになるが，アンペック®坐剤は5 mgの製剤がなく，坐剤を1/2で使用することはオピオイドの院内管理が困難になるため，10 mgを使用量としている。

（昭和大学病院緩和ケアチーム）

効果持続時間は異なります。そこで，速効性が求められるレスキューには，効果の発現開始が早い使用経路を選びます（表5-3：レスキューの原則1）。

また，オプソ®の使用量を1回5 mgとしたのは，これまでの欧米などでの経験から，レスキューの1回使用量は，定期使用薬が経口薬の場合は1日使用量の1/6，注射薬の場合は1時間量が目安とされているからです[3]（この事例では，MSコンチン® 30 mg/日を内服しているので，レスキューは30 mgの1/6量のオプソ® 5 mgとなる）（表5-3：レスキューの原則2）。

効果の判定は，基本的には使用薬物の最大効果発現時間を目安にします。オプソ®の場合は10分後ぐらいに効果が現れ，30〜60分後にその効果が最大になります（表5-2）。したがって，30分経っても鎮痛効果が十分に得られていない場合は，レスキューを再度使用する必要があります（表5-3：レスキューの原則3）。

レスキューの使用方法についての昭和大学病院でのスタンダードを表5-4にあげました。実際にはレスキューの1回量はその製剤の使いやすさや痛みの状況などによっても規定されてしまうため，原則通りの量にはなっていませんが，参考にしてください。

このレスキューの使用回数やトータル使用量は，定期的な鎮痛薬の増量の目安になっていきます[3,4]。

レスキューを患者の痛みにあわせて使いこなせるかどうかは，患者個々に関わる医療者の力量にかかっています。トイレに行くたびに痛みが増強したり，痛みが出現して食事が進まないなどの場合は，レスキューを使用して，できるだけ患者が望むライフスタイルが維持できるように工夫します。骨転移痛では，体動により痛みが増強します。痛みをやわらげるために全体の鎮痛薬の量を増やすと，どうしても安静時の眠気などの副作用が目立ってしまいます。そこで，予防的にレスキューを使用し，全体の鎮痛薬の量を増やさずにペインマネジメントを行っていきます。

レスキューを上手に使用するためには，看護師が薬物療法について適切な知識をもっていることに加え，医師との連携が重要になってきます。施設によっては，まだこのような看護師の判断でレスキューの使用が可能ではないところがあるかもしれません。しかし，個々の患者の生活にあった適切なペインマネジメントを行っていくためには，24時間の患者の生活に関わる看護師もしくは患者・家族によるレスキューの使用は不可欠です。まず，がん疼痛に対する薬物療法に関して，看護師が十分な知識をもち，他職種から信頼されるように学習することから始めていきましょう。

(5) 効果の継続的アセスメント

がん疼痛は日々変化し，病態の進行に伴い痛みは増強していきます。したがって，アセスメントは，常に繰り返され，継続する必要があります。

鎮痛薬の作用や副作用についても，24時間の患者の生活に関わる看護師は，単に患者の言動にそって判断するだけでなく，トータルペインとして全体的にとらえ，生活全体から評価していくことが求められます。

例えば，患者が痛みについて自分から訴えてこなくても，いつもロビーで過ごすことの多い患者が1日中ベッドで過ごしていたり，歩く姿がいつもとは違っているなど行動上の変化に気づいたりしたときは，声をかけ，最新の所見を確認し，何か変化がないかを確かめ，アセスメントを進めていきます。また，面会者の状況や，家族との関係，病状説明の内容などが患者の精神状態に影響し，痛みや副作用を増強させることもあります。したがって，患者の表現する症状については，患者が表現するまま受け止めていくことが重要ですが，症状に関連する生活上の出来事にも注意していく必要があります。薬物療法がただ繰り返され，パターン化してしまうと，トータルペインの検討が不足し，ペインマネジメントが滞ってしまいます。その他の適切な対処法の検討も並行して行えるよう，常に関心を払っていくことが重要になります。

また，病態の進行による症状がオピオイドの副作用と重なると，アセスメントが困難になることがしばしばあります。両者を完全に鑑別することは容易ではありませんが，ペインマネジメントによって症状を抑えているからには，隠された病態の変化を見逃さないように細心の注意を払っていきます。

(6) 患者の生活パターンにそった タイムスケジュール

ペインマネジメントの必要な患者は，これまでの生活パターンに，定期的な鎮痛薬の使用という新たな生活行動が求められます。入院中の患者の生活のリズムは，病院のタイムスケジュールに否応なしにあわせることになりがちですが，それらは患者の本来のリズムではありません。入院中はともかく，在宅生活においては服薬がスムーズに導入できるよう，タイムスケジュールを検討します。

食事時間をきっかけに服薬する患者が多いようですが，オピオイドのように血中濃度を一定に保つ必要のある薬物は，決められた一定の時間毎の服薬が重要です。したがって，どのような時間を選択すれば，患者が服薬を忘れることなく生活に組み込むことができるか，家族も含めてよく話し合ったほうがよいでしょう。基本的に服薬時間は患者に決めてもらいましょう。特にオピオイド使用中は，服薬忘れが退薬症状の出現につながってしまうため，忘れないようなタイムスケジュールや，使用しやすい剤形や時間間隔を患者とともに検討し，患者自身になぜ服薬を忘れてはいけないのかをよく理解してもらう必要があります。

(7) 患者・家族教育

　第8章「患者・家族教育」で詳しく述べますが，がん疼痛は鎮痛薬の使用継続が長期的に必要となってきます。このような特徴をもつ薬物療法について，患者・家族が理解していることは，正確な鎮痛薬の使用を継続していくためにも，また，薬物の有効性を高め，患者が不必要にがまんすることなく薬物療法を続けていくためにも，重要な要素になります。

　教育内容としては，以下のことが基本となります。

- 薬物名
- 薬物の作用機序（→使用方法の根拠が理解できる）
- 薬物の使用方法（定期的な使用の必要性）
- 薬物の副作用とその対策
- レスキューの使用方法

　説明は一度だけでなく，状況に応じて繰り返し行うことが必要です。また，あまり細かく説明を受けると，かえって神経質になり副作用を増強させてしまうこともあるので，患者の理解に応じて，マニュアル的な指導にならないよう気をつけましょう。

　オピオイドの中でも，特にモルヒネについては，一般的に"最期の薬""廃人になる薬"といったイメージをもっている患者も少なくありません。そのため，薬物名を伝えることを躊躇してしまいがちです。患者・家族が，以前に間違ったオピオイドの使用を経験していて，「（この薬を）使うとすぐに死んでしまう」などの思い込みがある場合，"モルヒネ"や"麻薬"と聞くとショックを受けるのは事実でしょう。しかし，看護師としては，がんの告知と同じように，情報の提供のあり方やショックを受けたときのサポートを検討することが肝心で，薬物名を隠すことでは何の解決にもつながっていきません。

　患者・家族が麻薬やモルヒネについて何も知らずに，初めて情報を提供する場合は，ていねいに相手の経験や理解を確かめながら，安全で効果的な使用ができるように指導していきます。しかし，麻薬やモルヒネに対する先入観が強い場合には，まずその先入観について話し合い，現在これらの薬物は安全な使用法が開発され，世界中でモルヒネの使用が推奨されているということを伝える必要があります。また，このようなことを話し合うことで，病気に対する気持ちや恐怖心に触れることができ，スピリチュアルなサポートにつながっていきます。

(8) 患者とのコミュニケーション

　痛みのアセスメントや観察，患者・家族教育などを有効に，そして円滑に進めていくためには，患者とのコミュニケーションが重要です。コミュニケーションは，ただ話をするだけでなく，互いの信頼関係に基づいていなければ意味がありません。また，この信頼関係は，患者から看護師に対する信頼だけでなく，看護師も患者の言動を信頼することが重要です。

　先にも述べましたが，ただ患者の言葉を聞くだけではコミュニケーションは深まっていきません。私たち看護師は，言葉を交わすだけでなく，清拭や食事介助，環境整備など生活上の様々な援助を通して患者と接する機会をもっています。そのような援助を通して，看護師の役割が患者に理解され，信頼を得て，コミュニケーションが深まり，適切なアセスメントや効果的な薬物療法，ペインマネジメントを可能にしていきます。

　「看護師さんに"痛い"と言っても，薬をもってくるだけだから……」と，患者の信頼を損なうことのないように気をつけましょう。薬物療法も重要ですが，看護師に別の対応を望んでいたり，トータルな痛みを身近にいる看護師に理解してほしいという気持ちをもっていたりと，患者の思いは単純ではありません。このような患者の気持ちが理解でき，適切なケアにつなげ

ることができるよう，患者に"寄り添える"コミュニケーションを心がけたいものです。

(9) 多職種による検討

薬物によるペインマネジメントの成功の鍵は，医師と看護師，薬剤師などの多職種間での協働にあるといっても過言ではないでしょう。

医師の医学的判断により，患者の身体状態にあわせて，薬物療法以外の方法（第9章「その他の緩和療法」参照）も加味しながら，必要に応じて他科の医師とも相談し，ペインマネジメントを検討します。多くの場合，ペインマネジメントにおいて，薬物療法は多剤併用が基本となり，薬物の種類や量の決定については医師の判断が重要となります。また薬剤師は，薬物に対する広い知識に基づき，使用経路や剤形による効果の違いなどから薬物の選択肢を広げてくれます。そして，患者の生活や精神状態などをふまえた看護師の判断が加わり，薬物の種類や量，使用経路，そしてタイムスケジュールについて，話し合いをもってより適切な方法を検討していきます。

定期的に多職種でペインマネジメントについてのカンファレンスが開催されていれば，効率のよいペインマネジメントが円滑に進行していきます。しかし，なかなか理想通りにはいかないのが臨床現場の現実でしょう。医療者により対応が異なることは，医療者全体の不信につながりかねません。まず，看護師のチームで，そして医療チーム全体で，ペインマネジメントの方向性が統一されていることが望まれます。以下に述べるWHOが提唱しているがん疼痛に対する考え方[1]は，臨床での方針を多職種や多機関で方向付けていくための有効な指標となります。

2 ペインマネジメントにおける基本薬物

(1) WHO方式がん疼痛治療法の基本原則

WHOが，全世界（後進国でも）での適切なオピオイドによるがんペインマネジメントの向上をめざして開発したのが「WHO方式がん疼痛治療法」[1]と呼ばれるペインマネジメントラダーです。WHOは，WHO方式がん疼痛治療法の基本原則として，次の5点をあげています（**表5-5**）。

❶経口的に（by mouth）

患者の自己管理がしやすく，どのような場所でも使用しやすいという点で，経口的な使用が優先されます。しかしがん患者の場合，実際は腫瘍が消化器にあったり，全身の衰弱のために嚥下困難があったりと，経口的な使用が困難なことが少なくありません。その場合は，薬物や使用経路の特徴（**表5-2**）をふまえて，個々の患者にあった方法を選択します。

❷時刻を決めて規則正しく（by the clock）

それぞれの鎮痛薬には，薬理的に予測される「最大効果発現時間」や「効果持続時間」があります。それらを考慮して，薬理作用が一定に保たれるような使用時間の設定が必要です。鎮痛薬の使用量は，患者の痛みの強さにあわせて設定します。使用のタイムスケジュールは，使用経路や剤形によって決まります。鎮痛薬の効果

表5-5 | WHO方式がん疼痛治療法の基本原則

①経口的に（by mouth）
②時刻を決めて規則正しく（by the clock）
③WHO 3段階除痛ラダーにそって効力の順に（by the ladder）
④患者毎の個別的な量で（for the individual）
⑤そのうえで細かい配慮を（attention to detail）

（世界保健機関編（武田文和訳）：がんの痛みからの解放—WHO方式がん疼痛治療法，第2版，p.16，金原出版，1996より改変）

図5-1 | モルヒネ製剤の血中濃度−時間曲線
(山室 誠:モルヒネ製剤の選択基準,実験治療, 639, 11-17, 1995 より改変)

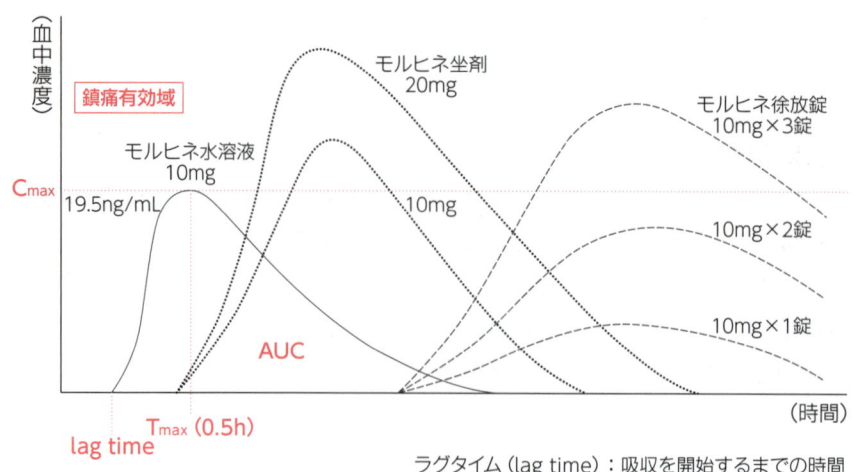

ラグタイム(lag time):吸収を開始するまでの時間
T_{max}:最高血中濃度に達するまでの時間
C_{max}:最高血中濃度
AUC:吸収されるモルヒネの量(生物学的利用能)

持続時間の間隔があって,患者が痛みを感じることのないよう,時間を設定していきます。

また,患者にとって忘れにくい時間や,生活リズムにあわせた使用時間を設定することも重要です。時々「鎮痛薬は患者が痛みを訴えるときに使用するもの」と思い込んでいる医療者がいるようですが,除痛効果が途切れないように定期的に使用することが原則です。

図5-1 にモルヒネ製剤の血中濃度−時間曲線[5]を示しました。異なった剤形や使用量により,異なった血中濃度の時間曲線が描かれます。この血中濃度が,患者のもつ痛みに対して鎮痛作用が有効な,つまり鎮痛有効域に維持できるように,定期的に鎮痛薬を使用します。薬物の効果が鎮痛有効域にある間に,次に使用した薬物の血中濃度が鎮痛有効域に達するように,血中濃度−時間曲線が重なるように繰り返し使用します。すると,鎮痛有効域内に常にモルヒネの血中濃度が安定するようになります(図5-2a)。実際,モルヒネの血中濃度は患者の薬物耐性により異なり,個人差があるので,基本処方の使用間隔(表5-2)を目安に決定します。

痛みが増強し,さらに高い鎮痛有効域が必要な場合,1回使用量を増やすことで(図5-2b),鎮痛有効域がカバーする血中濃度の範囲を高くすることができます。

❸ WHO 3段階除痛ラダーにそって効力の順に(by the ladder)

WHO 3段階除痛ラダー(図5-3)は,鎮痛効力に従って段階的に薬物群を設定し,適切な薬物の選択や併用をするための指針として用いられます。

❹ 患者毎の個別的な量で(for the individual)

痛みは,個人の主観による症状です。その痛みには様々な要因が関与し,痛みの程度は客観的な指標からだけでは判断できません。

そして,個人個人の社会的背景が違うように,痛みの閾値にも個人差があり,どの程度の除痛を求めるかも各個人により異なります。痛みの表現をうまくできる人や,痛みを表現したがらない人など様々です。

また,オピオイドに対する反応は個人差が大きい[6]ため,副作用の出現についても個人個人

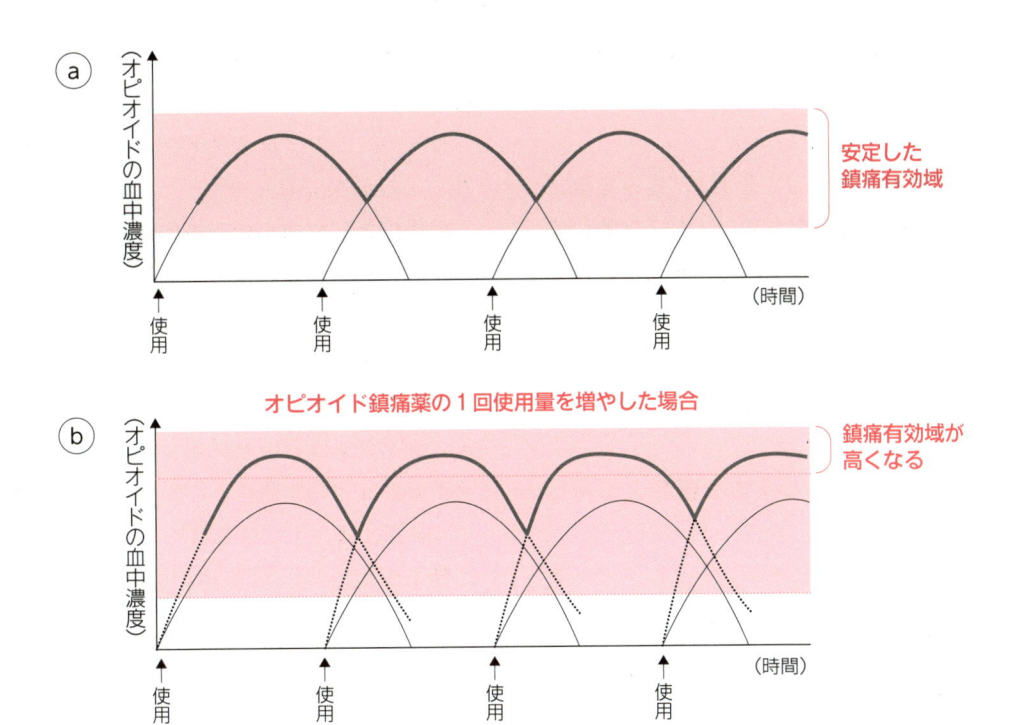

図5-2 | オピオイドの血中濃度とオピオイドの使用間隔，使用量，鎮痛有効域

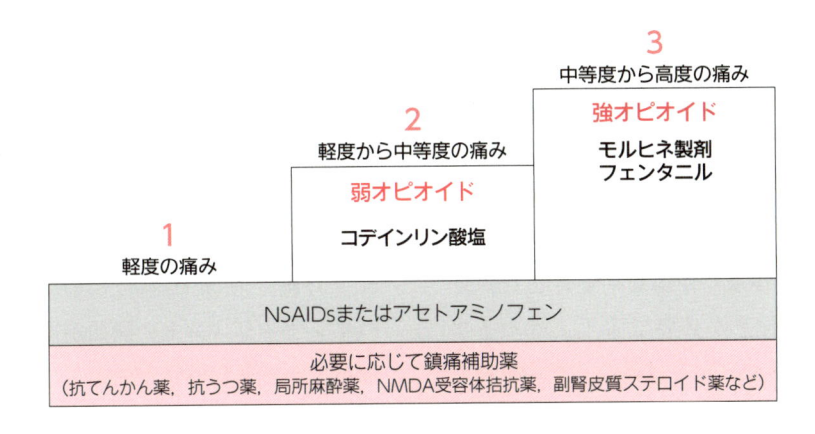

図5-3 | WHO 3段階除痛ラダー

(世界保健機関編[武田文和訳]：がんの痛みからの解放―WHO方式がん疼痛治療法，第2版，p.17，金原出版，1996を参考に作成)

の特性を考慮することが重要になります。特に，予備力の少ない高齢者や全身衰弱のみられる患者では，少量でもオピオイドの副作用が強く出ることがあるため，使用量は一般人よりも少なく調整していくほうが安全です[7]。認知症を伴う患者では，痛みの評価が困難であり，痛みの表現も個別に異なるため，より注意してアセス

メントしていかなければなりません。

❺ そのうえで細かい配慮を
（attention to detail）

WHO方式がん疼痛治療法の基本原則は，トータルペインの概念に基づいてつくられています。痛みの概念を理解したうえで細かな配慮が必要です。何よりも私たち医療者が患者の痛み

の経験や患者自身の存在に関心をもち，誠意をもって対応することがペインマネジメントの要となります。

予防的に痛みに対応し，患者に"痛みを堪え忍ばせない"との信念をもち，人的・物的に安心できる環境づくりは，看護師の重要な役割です。

(2) WHO 3段階除痛ラダー
❶第1段階

第1段階で使用される薬物を**表5-2**に示しました。

この段階では，アスピリン，ジクロフェナクナトリウム（ボルタレン®）やロキソプロフェンナトリウム（ロキソニン®）などの非ステロイド性抗炎症薬（NSAIDs）やアセトアミノフェンが中心に使われます。そして，必要に応じて鎮痛補助薬（p.58参照）も併用します。

アスピリンは副作用が強く，長期使用に適しません。そこで日本では，アスピリン以外のNSAIDsの経口薬，坐剤，注射薬を第1選択薬として使用しています[8]。アセトアミノフェンは，アスピリンと同じような鎮痛・解熱効果がありますが，抗炎症作用はほとんどありません。また，胃腸障害が少なく使用しやすいですが[9]，肝機能障害には注意が必要です[10]。アセトアミノフェンは，NSAIDsとは異なった中枢性の鎮痛メカニズムをもちますが，作用機序は明らかにされていません[10]。

この段階で長期に管理できることは少なく，進行がん患者の80％は，いずれかの時期に第2段階への移行が必要です[11]。したがって，あまり躊躇せずに次の段階への移行を考えます。

▶ NSAIDsの作用機序（**図5-4**）

NSAIDsは，炎症反応を抑えることによって除痛を図ります。細胞が損傷を受ける（腫瘍が増殖する）ことによって合成されるプロスタグランジンは，痛覚過敏，発熱，血管拡張，臓器血流増加などの作用をもち，ブラジキニン（発痛物質）を刺激するため，発痛システムが増幅します[6]。このプロスタグランジンの合成を疎外するのがNSAIDsです[12]。

副作用として血小板凝集作用の低下や臓器への血流抑制が起こるため，体液のうっ滞，胃腸障害，出血，腎炎，骨髄抑制などが生じます[12]。なお，胃腸障害は，胃粘膜におけるプロスタグランジンの抑制作用によって生じます（プロスタグランジンは胃壁を保護する）。したがって，胃腸障害はどの経路をとっても発生します。

NSAIDsは，主に骨転移や炎症を伴った痛みに効果が高く[12]，骨腫瘍の抑制作用もあるため[13]，骨転移による痛みに対するNSAIDsの有効率は60％との報告もあります[14]。

❷第2段階

第2段階で使用される薬物を**表5-2**に示しました。

第1段階で使用した鎮痛薬では効果が十分に得られなくなったときに，第2段階にステップアップしていきます。ここでは，コデインリン酸塩のような弱オピオイドを追加していきます。

コデインリン酸塩は，使用経路が経口に限られ，力価がモルヒネの約1/6と弱いため[15]，ペインマネジメントの開始が遅く，痛みが強くなってから薬物療法が開始される場合は，弱オピオイドは飛ばし，強オピオイドから使用されることが少なくないと思います。しかし，理想的には弱オピオイドから，徐々に身体にオピオイドを慣らしていったほうが，副作用の出現が緩やかな印象があります。特にオピオイドを使い慣れていない施設では，段階を追って使用していくことを勧めます。

▶ オピオイドとNSAIDsの併用の機序

オピオイドは中枢に作用し，NSAIDsは末梢に作用する鎮痛薬であるため（**図5-4**），両者を併用することで作用範囲が広がること[16]や，

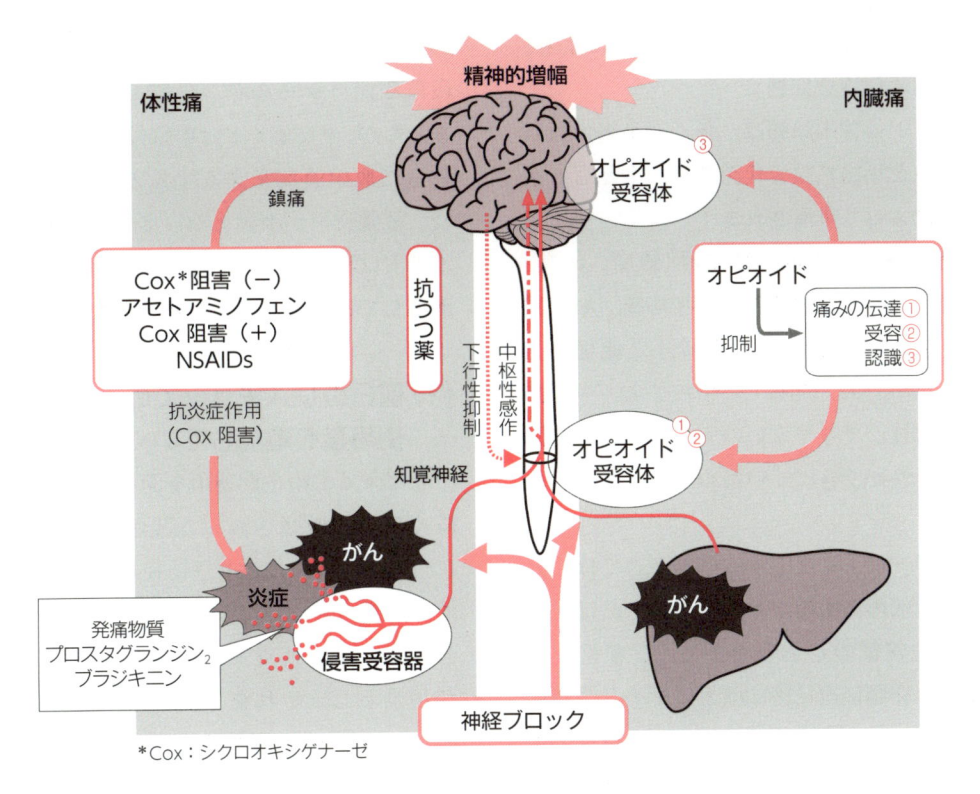

図5-4 | NSAIDsとオピオイドの鎮痛作用の発現機序

（樋口比登実：がん性疼痛はなぜ起こるのですか？．梅田 恵ほか監：新版よくわかるがん疼痛の治療とケアQ&A, p.3, 照林社, 2008より改変）

臨床的にがん患者の多くががんの進行とともに内臓痛と体性痛を抱えることから，両者の併用が推奨されてきました。

オピオイドとNSAIDsの併用の意義[17]についての論文がNature誌に発表されるなど，併用の効果を裏付けるための研究も進められています。McNicolらの行ったNSAIDsの単独使用とオピオイドの併用の効果を比較検討した系統的レビューでは，オピオイドとNSAIDsの併用の効果については，がん疼痛が複雑であるため，臨床では研究デザインの限界があり十分なエビデンスはありませんでしたが，NSAIDsががん疼痛に対してプラセボよりも効果があることが明らかとなっています[18]。また，生理学的な研究では，NSAIDsが脊髄や脳内でも作用し，モルヒネの鎮痛作用を増強することも報告されています[19]。

❸ 第3段階

第3段階で使用される薬物を表5-2に示しました。

第2段階で使用した鎮痛薬では効果が十分に得られなくなってきたときに，第3段階にステップアップしていきます。強オピオイドは有効限界がなく，痛みに応じて増量が可能となります。特にモルヒネは，様々な使用経路から使用できるよう多様な剤形がそろっています。

▶オピオイドの作用機序[20]（図5-4）

オピオイドの鎮痛作用には，以下の3つの発現機序があります。

①延髄の脊髄後角への下行性抑制系の活動を亢進し，痛覚情報伝達路を遮断
②脊髄のミュー（μ）受容体に作用し，鎮痛作用を発現
③線条体から視床髄板内核への抑制系の活動

を強め，視床ニューロンへの作用により，痛覚情報伝達を抑制

オピオイドの体内動態は，多くが小腸で吸収され，肝臓と小腸粘膜で代謝され，主として糸球体濾過によって排泄されます。

オピオイドは，中枢抑制作用（鎮痛，鎮静，血圧下降，嘔吐，食欲減退，呼吸抑制，尿量減少）と，刺激的興奮作用（瞳孔縮小，便秘，心拍緩徐，けいれん，発疹）をもちます。中枢抑制作用は耐性ができやすいのですが，刺激的興奮作用は耐性ができにくいため，反復して出現します。

オピオイドによく反応する痛みとしては，内臓浸潤や軟部組織浸潤があります。それは，内臓には痛覚線維のC線維が多く，C線維が主に含まれる脊髄伝達経路にはオピオイド受容体が多く含まれるため，オピオイドの鎮痛効果が高くなります。また，反応しにくい痛みとしては，神経浸潤や交感神経が関与した痛みがあげられます[15]。

3 オピオイドの増量

オピオイドの耐性は個人差があり，使用量は痛みの程度によって一定ではありません。がん疼痛の強さは，がんのある部位によって左右されますが，がんの進行とともに強くなってきます。したがって，オピオイドも痛みの強さにあわせて増量していく必要があります。WHO 3段階除痛ラダーの第3段階のところでも述べましたが，オピオイドは中枢性に作用するため，急激に血中濃度を高くすると副作用が強く現れ，継続使用が困難となってしまいます。オピオイドは漸増していくことが原則です。以下に漸増していく目安をまとめました。

（1）前日のレスキューでの使用量を追加していく

オピオイドの定期使用を開始し，痛みの増強時や痛みが増強されることが予測されるときに，レスキューにより予防使用を行っていきます。増量の方法として，前日のレスキューを含むオピオイド使用量全体を1日のオピオイド使用量とし，それを1日の定期使用回数で割って服用します（表5-6）。

この方法は，モルヒネ塩酸塩水和物などの速効薬をベースに使用していた時代に用いられていた方法で，徐放剤をベースに使用している場合は1回使用量を均等にするのが難しいため，最近ではあまり行われていないようです。しかし，オピオイドを増量していくときの目安として，この考え方を理解しておいたほうがよいでしょう。

（2）1日投与量を30〜50％増やす[2]

十分な除痛ができておらず，眠気がみられない場合，前日の投与量の30〜50％を目安とし

表5-6 | オピオイド増量の例（前日のレスキュー量を追加していく）

	1日目		2日目	
定期使用	8時 モルヒネ硫酸塩水和物 徐放剤 （MSコンチン® 30 mg）	20時 モルヒネ硫酸塩水和物 徐放剤 （MSコンチン® 30 mg）	8時 モルヒネ硫酸塩水和物 徐放剤 （MSコンチン® 40 mg）*	20時 モルヒネ硫酸塩水和物 徐放剤 （MSコンチン® 40 mg）*
レスキュー	9時　モルヒネ塩酸塩水和物錠 10 mg 13時　モルヒネ塩酸塩水和物錠 10 mg		使用せず （*前日のレスキュー量を定期薬に追加）	
モルヒネの総使用量	80 mg		80 mg	

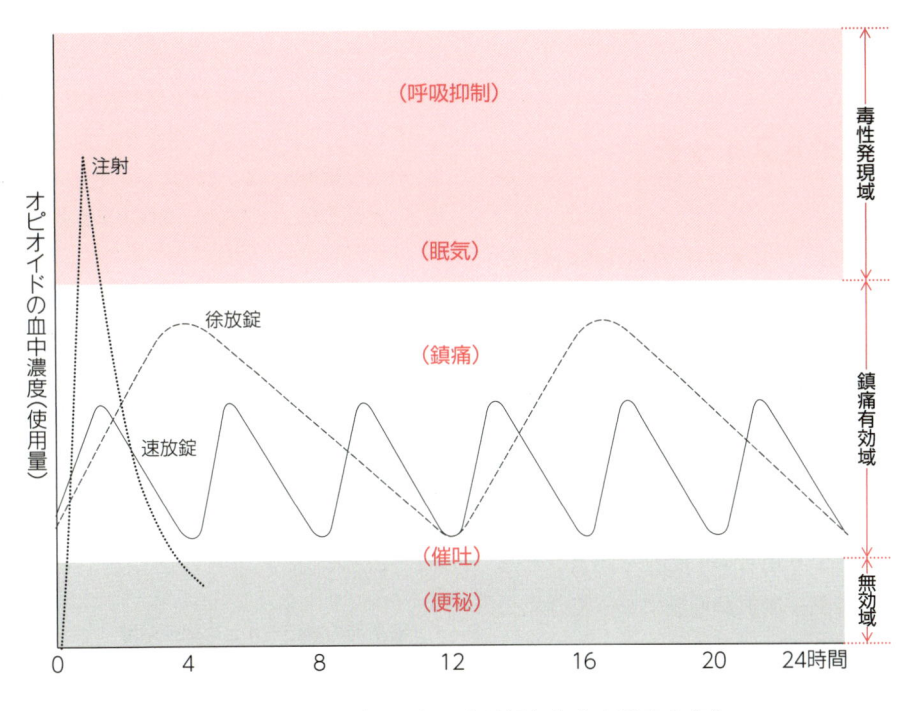

図5-5 | 経口オピオイドの定時投与と血中濃度の変化
（武田文和編著：がん患者の痛みに対するモルヒネの適応と実際，真興交易医書出版部，1995を参考に作成）

て増量していきます。レスキューは定期薬1日量の1/6が設定されているので，レスキューの2〜3回分を増量していくと考えればよいでしょう。

　増量の割合が少ないと，患者に必要なオピオイド量に至るまでに時間を要することになり，増量が早すぎるとオピオイドの過剰投与となって，毒性発現域（図5-5）に入ってしまうので，副作用が増すことになります。いずれにせよ，望ましいとはいえません。30〜50％を目安に漸増していくことで，バランスのよいオピオイドの増量を行っていきます。もちろん，衰弱のある患者や高齢者の場合は，少なめで漸増していきます。

4　オピオイドの減量

　オピオイドによる副作用が強い場合や，化学療法や放射線療法など他の疼痛緩和方法によって痛みが軽減され，オピオイド量が過剰になってきた場合は，オピオイドの減量や中止が必要になります。図5-5の毒性発現域にみられる強度の眠気や嘔気，呼吸抑制や混乱のような症状が現れたら，オピオイド減量のきっかけになります。

　オピオイドは，血中濃度を安定させることにより，安全な使用が可能となります。したがって，急激に使用を中断したり，減量を進めたりすることは，退薬症状をもたらします。退薬症状としては，頻脈，頻呼吸，異常発汗，嘔気，イライラ感，意識混濁，唾液分泌亢進，腹痛，下痢などがあります[21]。

　減量については，増量のペースと逆に考え，30〜50％ずつ漸減していきます[21]。せっかく痛みが緩和され，オピオイドの減量ができる状況になったのに，安易に減量することにより患者に不快な症状をもたらすことのないよう，注

意が必要です。

5 オピオイドスイッチ

　鎮痛効果の向上，オピオイドの副作用の軽減，オピオイド耐性の予防，生活とペインマネジメントの調整などの目的のために，オピオイドの使用経路や種類を変更することをオピオイドスイッチといいます。数年前までは，日本では限られたオピオイドしか認可されていませんでしたが，近年いくつかの種類のオピオイドが使えるようになり，より患者のQOLを向上させることができるような選択が可能になってきたことから，オピオイドスイッチの方法や有効性について検討されるようになってきました。

　基本的には，変更する薬物間の効力比（**表5-2**）に基づいて行っていきます。オピオイドの種類や使用経路により鎮痛力価が異なることから，同量で換算してしまうとオーバードーズになってしまったり，退薬症状が出現したりと，トラブルの原因になります。経口薬では大きな間違いは起こりにくいですが，注射薬との変更には注意が必要です。オピオイドの種類により効力比が異なることを忘れないようにしましょう。まず，変換薬物と同等量の換算を行い，それに増量の必要性があれば増量分を加えて，オピオイド量を決めていきます。オピオイドの同等量の換算の目安を**表5-7**に示しました。

事例

レスキューの副作用のためにオピオイドスイッチを行った患者

患者：50歳，女性，直腸がん（術後1年目），肝転移あり
　NSAIDs（ロキソプロフェンナトリウム［ロキソニン®］）とモルヒネ硫酸塩水和物徐放剤（MSコンチン®）40 mg/日を服用しており，外来化学療法に通っていましたが，安静時にも起こる腰から下肢にかけての痛みが気になり始めたため，レスキューとしてモルヒネ塩酸塩水和物（オプソ®）5 mgを3～4回/日使用するようになり，痛みは何とか緩和されていました。
　ところが，レスキューを使用するようになってから便秘になり，排便時の疼痛がとてもつらくなったので，オピオイドの定期薬を増量するにあたり，便秘の副作用が少ないフェンタニル貼付剤（デュロテップ® MTパッチ）へ変更することにしました。変更後のレスキューは，モルヒネ塩酸塩水和物錠10 mg/回もしくはモルヒネ塩酸塩水和物（オプソ®）10 mg/回です。
　この事例におけるオピオイドの同等量の換算は以下のとおりです。

変更前の経口モルヒネ総使用量

モルヒネ硫酸塩水和物徐放剤 40 mg
（MSコンチン®）
　　＋
モルヒネ塩酸塩水和物 5 mg（オプソ®）×3～4回
　　　　　≒ 60 mg/日
　　　　　↓
このモルヒネ量と同等量の
フェンタニル貼付薬（デュロテップ® MTパッチ）
　　　　　= 4.2 mg/3日

　また，入浴は毎日20時以降なので，デュロテップ® MTパッチの貼り替えは入浴後の21時ごろに設定しました。本日からデュロテップ® MTパッチを使用することにしましたが，本日から明日にかけての服用について，以下のように指示をしました。

今夜— 20時：MSコンチン® 20 mg服用
　　　　21時：デュロテップ® MTパッチ貼用
明日— 8時：MSコンチン®は服用しない。痛みが出てきたらレスキューを使用
＊以後，3日毎にデュロテップ® MTパッチを貼り替える。

［注意事項］
・オピオイドスイッチにより，一時期下痢に傾くかもしれないので，緩下剤の使用を減らして，排便の様子にあわせて量を調整してください。
・NSAIDsなどオピオイド以外の服薬は，今まで通

- レスキューの1回量はモルヒネ塩酸塩水和物 10 mg になります。

6 オピオイドの副作用の予防と対策

　オピオイドの作用機序の項でも述べたように，オピオイドには鎮痛だけではなく，それに付随して様々な作用があり，それが副作用になることもあります。オピオイドの血中濃度が鎮痛有効域にある場合に出現する副作用としては，催吐や便秘があり（**図 5-5**），これらに対しては予防的な対策が必要になります。また，血中濃度が毒性発現域に達することで出現する副作用には，眠気や呼吸抑制があります。

　それぞれの副作用対策に用いられる代表的な薬物を**表 5-8**にまとめました。ここでは一部しか紹介できませんが，それぞれの施設で，薬理作用を考慮しながら，使用できる薬物を整理しておきましょう。

　オピオイド使用時の副作用対策の成果は，その後のペインマネジメントに大きく影響します。多くの患者は，オピオイドを服用したときの違和感や不快な症状のために，その後の継続した使用へ抵抗感をもちます。そして，ペインマネジメントはますます複雑になっていきま

す。私たち看護師は，患者にとって有効性の高い薬物の選択を促すために，オピオイド服用中に予測される副作用を理解し，その対策をきちんと立てておくことが求められます。

(1) 便　秘

　便秘はほとんどの患者に起こります。これは，オピオイドが小腸の運動を抑制し，腸液の分泌を抑制するために便が硬くなることによって生じます。また，中枢性の作用により，排便反射の抑制も起こります[22]。

　対策としては，便を軟化させるための緩下薬を中心に下剤を組み合わせ，排便反射を誘発するために刺激性の下剤も併用するとより効果的です。排便の管理は，食事量や活動量によっても左右され，生活に密着しているため，服薬指導に盛り込んでおかなければならない必須の内容です。便の性状や排便回数については，それまでの習慣よりも，軟便で回数多く調整することが望ましいでしょう[22]。

(2) 嘔気・嘔吐

　嘔気・嘔吐は，オピオイド使用患者の 1/3 以上に発症するといわれています。

　オピオイドは，第4脳室底にある化学受容体トリガー（CTZ：Chemoreceptor Trigger Zone）を刺激し，それが嘔吐中枢に伝わります。また，オピオイドの作用により胃前庭部の緊張が高ま

表5-7 オピオイドの同等量の換算目安

オピオイド	同等量の換算目安
コデインリン酸塩水和物 120 mg（経口）	モルヒネ硫酸塩水和物徐放剤（カディアン®/MSコンチン®）20 mg
	オキシコドン塩酸塩水和物（オキシコンチン®）30 mg
	モルヒネ塩酸塩水和物坐剤（アンペック®）10 mg
	モルヒネ塩酸塩水和物注射薬 10 mg
モルヒネ塩酸塩水和物 60 mg（経口）	フェンタニル貼付剤（デュロテップ®MTパッチ）4.2 mg/3日
	オキシコドン塩酸塩水和物（オキシコンチン®）40 mg
	モルヒネ塩酸塩水和物坐剤（アンペック®）30 mg
	モルヒネ塩酸塩水和物注射薬 30 mg

り，運動が低下するため，胃内容物が停留し，それがまた嘔吐中枢を刺激します。

嘔吐作用は，オピオイドの使用を始めて2週間以内に耐性が生じやすく，適量使用ができるようになれば消失すると考えられています[20]。したがって，特に導入時のみ対策が必要になります。しかし，オピオイドの増量に従って，再度嘔気・嘔吐が生じる場合もあります[23]。

対策としては，食事や生活環境による調整が重要ですが，それらと並行して，嘔吐中枢の刺激を緩徐にする中枢性の制吐薬が有効です。一般的には，オピオイド導入時に制吐薬も併せて服用を開始することが望ましいとされています。しかし，制吐薬の錐体外路症状（手指振戦，筋強剛，アカシジア，焦燥感など）が出現することがあるため，長期使用は避けるべきです。

(3) 眠　気

眠気が起こる作用機序は明確ではありませんが，軽い眠気ならば2～3日で耐性ができるので心配いりません[20]。したがって，オピオイドによる強い眠気が生じた場合は，オピオイドの過剰使用を，オピオイド以外の原因としては電解質異常，疲労の蓄積などを考え，対策を

コラム

オピオイドスイッチが必要な場合

●オピオイドによる副作用が強く増量できない

オピオイドを増量しようとしても，眠気や嘔気が強く出現するため，思うように増量できないことがあります。この場合，眠気や嘔気の出現が少ないフェンタニル貼付剤へ変更するか，神経障害性疼痛ならば鎮痛補助薬の使用を検討します。

ただし，病態の変化やオピオイド以外の原因でその症状が増悪していないか，オピオイドで鎮痛が図れる痛みなのか，などを十分確認したうえで変更を検討することを忘れてはいけません。

●オピオイド系坐剤を使用している患者が下痢を繰り返す

抗がん剤の使用などで下痢になりやすい患者の場合，直腸からの薬物の吸収が不安定になっていることが考えられます。また，オピオイド系坐剤を挿入する刺激によって，排便が誘発され，オピオイドが吸収される前に排泄されてしまうことも予測されます。もちろん早期に下痢に対する対策を立てる必要がありますが，下痢が解消されるまではオピオイドの使用経路を変更することで，オピオイドの血中濃度が低下し，オピオイドの退薬症状や余分な痛みの体験を回避することができます。

●消化管に腫瘍がある

消化管の腫瘍が進行している患者に徐放性オピオイドが使用されると，胃部の不快感や嘔気が増し，鎮痛効果がさほど得られないことがあります。経口からの徐放性オピオイドは，小腸で12～24時間持続してゆっくり吸収されます。しかし，消化管に病変があり進行している場合は，胃液の分泌が不規則で小腸からの吸収に影響していることが予測されるため，通過障害の可能性を常に視野に入れておく必要があります。フェンタニルは他のオピオイドに比べ腸蠕動の抑制作用が弱いため，イレウスを起こしやすい病態の場合に選択されます。

また，減圧目的で胃瘻，もしくは胃カテーテルを挿入している患者の場合，上部消化管からの使用経路では薬物の吸収が不十分で，安定した効果は得られません。したがって，経口以外の方法を選択します。

●腎不全や肝不全が急激に進行している

痛みの変化はなくても，がんの浸潤による急激な水腎症や腎機能の低下により，オピオイドの排泄が滞ったり，肝不全によりオピオイドの代謝が滞ったりしてきます。この場合，眠気などの副作用が急激に重篤になる，痛みが急に出現するなどの症状が起こってきます。病態を見極めたうえで，腎毒性の少ないオキシコドン塩酸塩水和物へ変更すると，眠気を改善できることがあります。

表5-8 オピオイドの副作用対策によく使う薬物

症状	代表的な薬物			剤形/容量	1日用量/使用間隔	作用の特徴	
便秘	緩下薬	塩類	酸化マグネシウム	散 0.5/1.5 mg	1.5～6.0 mg 分3	・消化吸収されず、腸内で水分を吸収して膨張し、腸粘膜へ機械刺激を与え、反射的に腸蠕動を高める	・習慣性が少なく、長期使用が可能 ・大量の水分と服用すると効果が高まる
			水酸化マグネシウム（ミルマグ®）	錠 0.33 mg	900～2,100 mg 分3		
		糖類	ラクツロース（モニラック®）	シロップ 65%	10 mL～ 分1～4		・無変化のまま大腸に達し、浸透圧の作用で効果が発現し、腸内容の通過時間を短くする ・甘味で飲みやすい
	刺激性下剤	大腸刺激性	センノシド（プルゼニド®）	錠 12 mg	12～48 mgまで増量可	・胆汁で加水分解され小腸より吸収し、血行を介して、また直接大腸に入り粘膜を刺激する。長期使用により、タンニン酸の収斂作用のため便秘を来すことがある ・作用発現時間は7～12時間なので、患者の生活パターンにあわせて服用時間を考慮する	
			センナ センナ®	散	80～240 mg		
			センナ アローゼン®	散	0.5～1.0 g		
			ピコスルファートナトリウム（ラキソベロン®）	錠 2.5 mg～	2.5 mg～	・直接大腸を刺激する。液体で量の調整がしやすい ・習慣性がなく、長期使用できる ・作用発現時間が8～12時間なので、患者の生活パターンにあわせて服用時間を考慮する	
				液 0.75%	15滴≒1 mL		
			炭酸水素ナトリウム・無水リン酸二水素ナトリウム配合（新レシカルボン®）	坐	1個～	・腸内で徐々にCO₂を発生し、胃腸の運動を亢進し直腸を刺激する ・挿入するとすぐに便意を催すが、15分ほど停留させないと効果が出にくい	
		小腸刺激性	ヒマシ油	液	15 mL～	・作用発現は2～4時間 ・効果は顕著に表れるが、特有のにおいがあり飲みにくい ・腸閉塞や急性腹症の患者には禁忌	
嘔気・嘔吐	嘔吐中枢作用をもつ制吐薬		プロクロルペラジン（ノバミン®）	錠 5 mg	5～20 mg	・嘔吐中枢であるCTZ（化学受容体トリガー）の作用に拮抗する ・錐体外路症状に注意が必要	・制吐作用は強いが、鎮痛作用は弱い
				注 5 mg/1 mL			
			ハロペリドール（セレネース®）	錠 0.75/1/1.5/3 mg	0.75～1 mg 眠前		・制吐作用は強いが、副作用の発現頻度も高い ・少量では錐体外路症状が出にくい
				液 0.2%			
				注 5 g/1 mL			
	胃の緊張を緩和する制吐薬		メトクロプラミド（プリンペラン®）	錠 5 mg	10～30 mg	・ドパミン拮抗作用により消化管運動を促進し、またCTZの抑制作用を有する。中枢性嘔吐や反射性の嘔吐に有効 ・ナウゼリン®坐剤は効果があまり高くはないが、内服できない場合に使用する	
				注 10 g/2 mL			
			ドンペリドン（ナウゼリン®）	坐 10/30/60 mg	60 mg～		
				錠 5/10 mg	30 mg		
呼吸抑制	ナロキソン塩酸塩			注 0.2 mg/1 mL	効果をみながら使用する	・オピオイド受容体のμとκ受容体に拮抗するため、オピオイドの過剰使用時の治療に用いる。少量の使用でオピオイドの作用は逆転する	

（引用文献20, 22, 29, 31, 35, 36を参考に作成）

立てていく必要があります。しかし原則として，痛みが取れるまでは強い眠気は出現しないといわれています[24]。

眠気は，患者それぞれで不快感が異なります。オピオイド導入時に，それまで痛みのために不眠であった患者が急に眠れるようになり，周囲を心配させることがあります。それは，オピオイドによる副作用と考えるよりも，それまでの疲労の回復のために必要な睡眠であると考えられるでしょう。

眠気に対する対策は，眠気による患者の不快感が著しい場合に，覚醒作用のある薬物の使用を検討するか，患者が興味をもてるような刺激を提供します。オピオイドによる眠気の場合は，刺激や興味あることに意識を集中することによって覚醒できることが多いようです。

(4) 呼吸抑制

オピオイドは耐性ができるため，徐々に量を増やして使用している場合は，呼吸抑制は起こりにくく，痛みの存在が呼吸に拮抗するといわれています。急激な増量や導入時の使用量が過剰であった場合は，血中濃度が急激に上昇するので注意が必要です。これまでオピオイドが危険な薬物と考えられてきたのは，ワンショットなど誤った使用法により呼吸抑制を来したためと考えられます。

延髄の呼吸中枢への直接作用により二酸化炭素（CO_2）に対する呼吸中枢の反応性が低下し，呼吸リズムの調節の抑制により呼吸抑制が出現します。しかし，呼吸数が少なくても，酸素は十分に取り込まれていることが多いようです。酸素飽和度が維持されていれば問題はありません。

呼吸抑制の発生頻度は少ないですが，誤薬などによる過剰使用が原因となることがあるため，拮抗薬（ナロキソン塩酸塩）を使用するなど，早期に対策を検討する必要があります。

7 鎮痛補助薬の種類と作用機序

モルヒネなどのオピオイドは，すべての痛みに有効というわけではありません。ときにオピオイドを増量してもほとんど鎮痛効果が得られず，眠気などの副作用ばかりが強くなることがあります。オピオイド（モルヒネ）の効果が不十分あるいは無効な痛みの種類として，**表5-9**に示す病態があります。神経が傷害されて生じる痛みである神経障害性疼痛（神経求心路遮断痛，神経圧迫，交感神経が関与した痛み）は，コントロールが非常に難しい痛みの一つです。

神経障害性疼痛とは，末梢神経あるいは中枢神経の直接的損傷に伴って発生する痛みとされています[25]。つまり，腫瘍が脊髄や神経叢に浸潤することなどにより神経が損傷されることで生じる痛みです。神経が損傷されると，ちぎれた電線のように断端から多数のインパルス（放電）が発生します。そのため，弱い刺激でも電気的な興奮が起こるようになるので，アロディニア（正常な場合には痛みを感じない刺激によって生じる痛み）を生じ[26]，軽くさすった

表5-9 ｜ オピオイドへの反応性

オピオイドによく反応する痛み	軟部組織への浸潤 内臓浸潤による痛み
オピオイドに中等度反応する痛み	骨転移・骨浸潤による痛み 神経圧迫に伴う痛み 神経障害性疼痛 脳圧亢進時の頭痛 感染による炎症性疼痛
オピオイドに反応しない痛み	筋肉の収縮による痛み 緊張型頭痛 筋筋膜痛症候群 血管閉塞 管腔臓器の狭窄による痛み
オピオイドに反応するが，オピオイドを使用すべきでない痛み	腸管の収縮による痛み 腸閉塞に伴う疝痛 胃拡張不全痛

（恒藤 暁：系統緩和医療学講座―身体症状のマネジメント, p.16, 最新医学社, 2013）

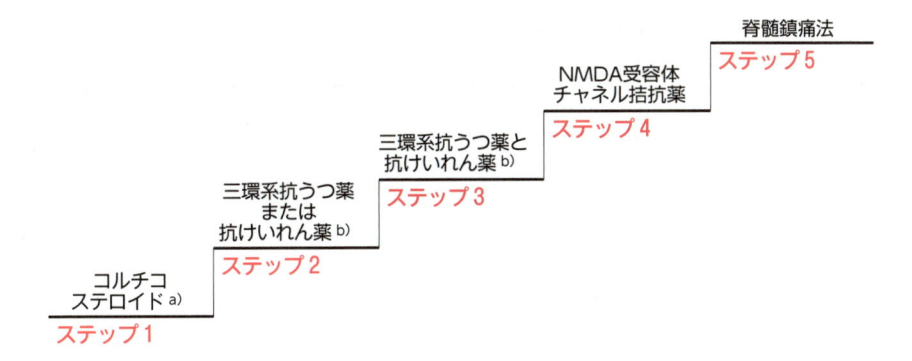

```
                              脊髄鎮痛法
                      NMDA受容体    ステップ5
                      チャネル拮抗薬
              三環系抗うつ薬と  ステップ4
              抗けいれん薬 b)
        三環系抗うつ薬  ステップ3
        または
        抗けいれん薬 b)
  コルチコ    ステップ2
  ステロイド a)
ステップ1
```

> がん自体による疼痛の場合は，非ステロイド性抗炎症薬と強オピオイドの併用処方に効果がみられない場合にのみ使用する。
> a) 下肢に脱力がある場合には，コルチコステロイドの試用が重要である。
> b) ある医療センターでは，抗けいれん薬の代わりに，メキシレチン塩酸塩，局所麻酔薬，ナトリウムチャネル拮抗薬である抗心性不整脈薬を使用している。

図5-6 神経障害性疼痛に対する鎮痛補助薬ラダー

(Twycross, R., Wilcock, A.(武田文和監訳):トワイクロス先生のがん患者の症状マネジメント，第2版，p.50, 医学書院，2010)

り，衣服が擦れる程度の刺激でも痛みが生じるようになることがあります。アロディニアの患者の場合，マッサージなどはかえって刺激となってしまい，痛みを増強させることがあるので注意が必要です。

神経障害性疼痛の治療には，神経の電気的異常興奮を抑える抗けいれん薬や，ノイズを取り除く抗不整脈薬，下行性抑制系を増強する抗うつ薬などの鎮痛補助薬が推奨されています。鎮痛補助薬とは，「主たる薬理学的作用としては鎮痛作用がないが，鎮痛薬と併用すると鎮痛効果を高めたり，特定の状況下で鎮痛効果を出現させたりする薬物」を指します[24]。治療方法はまだ十分に確立されたものはありませんが，Twycross[27]は図5-6のような方法をあげています。

代表的な鎮痛補助薬である抗うつ薬，抗けいれん薬，抗不整脈薬，NMDA受容体チャネル拮抗薬，コルチコステロイドの薬理作用を表5-10に示します。

8 オピオイド関連のトラブルへの対応

(1) 服薬トラブル

❶ 指示された量と異なる量のオピオイドを使用した

どのような状況でどの程度の量の増加または減少があったかを把握し，それに伴い起こり得る患者の症状について観察を行います。

例えば，急激な血中濃度の上昇が考えられる場合は，オピオイドの副作用である呼吸抑制などの出現に気を配ります(p.58参照)。それとともに，今後の予防のため，ミスの原因がどこにあったのかを十分に追究し，二度と同じことが起こらないよう対策を講じます。

❷ 嘔気などの理由により，指示された時間のオピオイドの服薬を患者が拒否した

定時にオピオイドを使用しないことによるデメリットを考え，患者の苦痛が最小になるよう策を講じます。

例えば，嘔気の出現により服薬が不可能な場

表5-10 | 主な鎮痛補助薬の作用機序と標準的な使用方法

	代表的な薬物	標準的な使用方法		主な作用機序
抗けいれん薬	カルバマゼピン（テグレトール®）	100〜200 mg/日，就寝時から開始 数日ごとに100〜200 mgずつ増量		・神経の障害部位で発生する異常放電の抑制や神経の過興奮の抑制によると考えられているが，詳細は明らかではない[20,37] ・クロナゼパムはGABAニューロンの作用を特異的に増強する[44]。
	バルプロ酸ナトリウム（デパケン®）	200〜400 mg/日，1日2〜3回 数日ごとに100〜200 mgずつ増量		
	クロナゼパム（ランドセン®）	0.5mg/日，就寝時から開始 数日ごとに0.5 mgずつ増量 維持量3〜5 mg		
	ガバペンチン（ガバペン®）	200 mg/日を1日1回（就寝時）から開始 効果をみながら徐々に増量		・電位依存性Ca^{2+}チャネルに存在する$\alpha 2\delta$サブユニットに結合し，Caチャネルへの流入を抑制する。グルタミン酸などの興奮性神経伝達物質の遊離を抑制することで，神経障害性疼痛に有効とされる ・国内では疼痛に対する保険適応はない
	プレガバリン（リリカ®カプセル）	25〜75 mg/回を1日2回から開始 効果をみながら徐々に増量		・ガバペンチンと同様の作用機序に加え，下行性鎮痛抑制系に対する作用がある[43] ・末梢性神経障害性疼痛に対する保険適応がある
抗うつ薬	アミトリプチリン塩酸塩（トリプタノール®）	10 mg/回，就寝時から開始 必要時50〜100 mgまで増量	必要時150 mgまで漸次増量 効果が十分に発現するまでに数日〜1週間程度かかる	・抗うつ薬は，痛みの伝達を抑制する性質をもつセロトニンとアドレナリンの細胞への再取り込みを抑制することでこれらの作用を強め，鎮痛効果を発揮すると考えられている[35,37] ・鎮痛効果は抗うつ効果よりも早く，1週間以内に発現するとされている[44]
	イミプラミン塩酸塩（トフラニール®）	10〜25 mg/日，就寝時から開始		
	クロミプラミン塩酸塩（アナフラニール®）	12.5〜25 mg/日，就寝時から開始 注射の場合，5%ブドウ糖250〜500 mLに加え，2〜3時間かけて滴下する		
抗不整脈薬（クラス1b）	メキシレチン塩酸塩（メキシチール®）	150〜300 mg/日，1日3回 数日ごとに増量。最大900 mg/日		・末梢においては局所麻酔作用をもつ ・神経障害によって起こった異常放電を，その持続時間を短縮させることなどにより抑制することで鎮痛効果が出現すると考えられている[20,37,38] ・電撃性と持続性の両方の神経障害性疼痛に有効である[20,37]
	リドカイン塩酸塩（キシロカイン®）	5〜20 mg/kg/時で持続静注または皮下注 少量から開始し，血中濃度をみながら漸増する		
NMDA受容体チャネル拮抗薬	ケタミン塩酸塩（ケタラール®）	0.5〜1 mg/kg/日を持続皮下/静注で開始 維持量100〜300 mg/日		・侵害刺激を伝達する興奮性アミノ酸の作用を媒介するNMDA受容体に拮抗する。特に脊髄後角でのシナプス伝達を抑制し，ワインドアップ現象を減弱する[39,40]ことで，鎮痛効果を発揮する
	デキストロメトルファン臭化水素酸塩水和物（メジコン®）	15〜30 mg/回，1日3回		
	イフェンプロジル酒石酸塩（セロクラール®）	60〜180 mg/日，1日3回（未確立） 維持量60〜300 mg		
コルチコステロイド	ベタメタゾン（リンデロン®） デキサメタゾン（デカドロン®）		初回 / 維持量 神経圧迫: 4 mg/日 / 2〜4 mg/日 頭蓋内圧亢進: 4 mg/日 / 様々 脊髄圧迫: 6〜8 mg/日 / 放射線治療後減量	・抗浮腫作用によって神経の圧迫を軽減させるほか，プロスタグランジン産生抑制作用によって抗炎症作用をもたらし，鎮痛効果を発揮する[37,41] ・発痛物質の産生を抑制するともいわれている[41]

（引用文献1, 20, 25, 29, 42-44を参考に作成）

合は制吐薬を使用し，嘔気が落ち着いた時点でオピオイドの服薬を勧めます。この際，嘔気の原因を明らかにするとともに，使用経路や量を医師と検討します。それとともに，オピオイドを継続使用するメリットを患者・家族へ説明することが必要です。

(2) 取り扱い関連 [*1][28]

❶ オピオイドの保管場所

オピオイドの保管については，①扱う施設内の，②鍵がかけられる金庫など容易には移動できない設備で，③麻薬以外の医薬品とは別に保管できる場所，であることが必要です。よって，スチール製のロッカーや机の引き出しなどは，鍵があっても保管場所としては不適切ということになります。また，保管設備の鍵は，麻薬管理者等が責任をもって人目につかないところに保管します。

❷ オピオイドを紛失した

直ちに紛失の状況を詳細に報告する必要があります。なぜならば，麻薬管理者は，報告を受けたら詳細な調査により事実関係を確認し，都道府県知事に「麻薬事故届」(図 5-7) を提出する必要があるからです (麻薬及び向精神薬取締法第 35 条)。また，再度同じミスが起こらないよう，その原因を明らかにし，対策を講じます。

❸ オピオイドの注射アンプルを破損した

塩酸系オピオイドの注射アンプルをカット後に破損し回収が不可能な場合は，麻薬管理者は「麻薬事故届」を提出する必要があります。

カット中または開封中に汚染されてしまったけれども，一部回収が可能な場合は，「麻薬廃棄届」(図 5-8) を提出する必要があります。このように，残薬の回収が可能かどうかによりその後の手続きが異なるため，看護師は破損した薬液やアンプルをティッシュペーパーなどでできるだけ回収し，ビニール袋などに入れて麻薬管理者に返却します。

❹ オピオイド注射薬の使用済み空アンプルの処理

使用済みの空アンプル内の残液は，オピオイド管理者が廃棄することになっています。よって，医療者は使用したアンプルを速やかに返却する必要があります。

❺ 患者死亡により，予定されていたオピオイドを使用しなくなった場合

患者死亡により使用されなかったオピオイドは，返納日をもって返却が成立するため，30 日以内に「調剤済麻薬廃棄届」を都道府県知事に提出する必要があります。

患者が在宅で死亡した場合，家族から処方を受けた病院または調剤薬局に返却してもらい廃棄手続きをとる必要があるため，家族にあらかじめ説明しておきます[28]。

❻ オピオイドを使用している患者が海外旅行を希望した場合

オピオイドを使用している患者が海外旅行をする場合は，「自己の疾病治療の目的で携帯して輸出」する場合としてオピオイドの国外への持ち出しが許可されます。ただし，地方厚生 (支) 局長の許可が必要なため，所定の書類を，入院患者の場合は病院所在地の管轄地域の，在宅療養患者の場合は住民票の住所の管轄地域の地方厚生局麻薬取締部へ，原則 2 週間前までに提出する必要があります。

❼ オピオイド使用に関する記録

オピオイド使用に関する記録については，「麻薬及び向精神薬取締法」第 41 条に記載されています (表 5-11)。

[*1] 都道府県によりオピオイドの取り扱いには若干の違いがあるので，確認が必要。ここに示したのは東京都の場合。

麻薬事故届

免許証の番号	第　　　号	免許年月日	平成　年　月　日
免許の種類	麻薬　　　者		
麻薬業務所	所在地	東京都	
	名称		
事故が発生した麻薬	品名	数量	
事故発生の状況（事故発生年月日、場所、事故の種類）			

上記のとおり、事故が発生したので届け出ます。

平成　年　月　日

住　所〔法人にあっては、主たる事務所の所在地〕

届出義務者続柄

氏　名〔法人にあっては、名称及び代表者の氏名〕　㊞

東　京　都　知　事　殿

東京都　　保健所長　殿

連絡先電話番号	（　　　）

（注）1 麻薬管理者のいる診療施設にあっては、麻薬管理者の住所、氏名、押印とする。
2 麻薬管理者のいない診療施設にあっては、麻薬施用者の住所、氏名、押印とする。

図5-7｜麻薬事故届

麻薬廃棄届

免許証の番号	第　　　号	免許年月日	平成　年　月　日
免許の種類	麻薬　　　者	氏名	
麻薬業務所	所在地		
	名称		
廃棄しようとする麻薬	品名	数量	
廃棄の年月日			
廃棄の場所			
廃棄の方法	放流　焼却		
廃棄の理由	古くなったため　業務廃止　その他（　　　）		

上記のとおり、麻薬を廃棄したいので届け出ます。

平成　年　月　日

住　所〔法人にあっては、主たる事務所の所在地〕

届出義務者続柄

氏　名〔法人にあっては、名称及び代表者の氏名〕　㊞

東　京　都　知　事　殿

東京都　　保健所長　殿

※麻薬帳簿を持参してください。

連絡先電話番号	（　　　）

（注）開設者が国、地方公共団体、大学病院又は医療法人の場合は、当該麻薬診療施設の長の職名、氏名、押印によっても差し支えありません。

図5-8｜麻薬廃棄届

表5-11 オピオイド使用に関する記録

第四十一条　麻薬施用者は，麻薬を施用し，又は施用のため交付したときは，医師法第二十四条若しくは歯科医師法（昭和二十三年法律第二百二号）第二十三条に規定する診療録又は獣医師法（昭和二十四年法律第百八十六号）第二十一条に規定する診療簿に，患者の氏名及び住所（患畜にあつては，その種類並びにその所有者又は管理者の氏名又は名称及び住所），病名，主要症状，施用し，又は施用のため交付した麻薬の品名及び数量並びに施用又は交付の年月日を記載しなければならない。

（麻薬及び向精神薬取締法）

■引用文献

1) 世界保健機関編（武田文和訳）：がんの痛みからの解放—WHO方式がん疼痛治療法，第2版，金原出版，1996.
2) 的場元弘：鎮痛薬の頓用方法・どう考え，どう処方するか，ターミナルケア，6, 39-43, 1996.
3) Hanks, G. et al.：Opioid analgesic therapy, Oxford Textbook of Palliative Medicine, 2nd ed., p.331-355, Oxford Medical Publications, 1998.
4) 的場元弘：モルヒネの頓用の出し方，使い方，ターミナルケア，7 (Suppl.), 73-80, 1997.
5) 山室 誠：モルヒネ製剤の選択基準，実験治療，693, 11-17, 1995.
6) 小幡邦彦ほか：新生理学，第2版，文光堂，1996.
7) 日本緩和医療学会ガイドライン作成委員会：がん疼痛の薬物療法に関するガイドライン，金原出版，2010.
8) 平賀一陽ほか：モルヒネ治療にもNSAIDsを併用する，ターミナルケア，6(1), 33-37, 1996.
9) 恒藤 暁：最新緩和医療学，p.49, 最新医学社，1999.
10) 的場元弘：アセトアミノフェン，ターミナルケア，6(1), 21-23, 1996.
11) 武田文和：がんの痛みの鎮痛薬治療マニュアル，金原出版，1994.
12) 的場元弘：がん性疼痛とNSAIDs，ターミナルケア，6(6), 5-10, 1996.
13) Ventafridda, V. et al.：Use of non-steroidal anti-inflammatory drugs in the treatment of pain in cancer, British Journal of Clinical Pharmacology, 10 (Suppl.2), 343S-346S, 1980.
14) Pace, V.：Use of nonsteroidal anti-inflammatory drugs in cancer, Palliative Medicine, 9(4), 273-286, 1995.
15) 前掲書9), p.51.
16) Arkinstall, W. et al.：Efficacy of controlled-release codeine in chronic non-malignant pain：a randomized, placebo-controlled clinical trial, Pain, 62(2), 169-178, 1995.
17) Williams, J.T.：The painless synergism of aspirin and opium, Nature, 390 (6660), 557, 1997.
18) McNicol, E. et al.：NSAIDs or paracetamol, alon or combined with opioids, for cancer pain；The Cochrane Database of Systematic Reviews, 2005, Issue2, CD005180.
19) 矢島義識ほか：モルヒネの鎮痛作用に及ぼす脳内シクロオキシナーゼアイソフォームの役割，緩和医療学，3(3), 291-299, 2001.
20) 国立がん研究センター中央病院薬剤部編著：オピオイドによるがん疼痛緩和，改訂版，エルゼビア・ジャパン，2012.
21) 織田敏次，高久史麿監：治療薬マニュアル，p.260, 医学書院，1994.
22) 梅田 恵：便秘と宿便に対応するには，ターミナルケア，7 (Suppl.), 161-170, 1997.
23) 前掲書20), p.111.
24) 前掲書9), p.54.
25) 前掲書7), p.66-68.
26) 横田敏勝：臨床医のための痛みのメカニズム，第2版，p.245, 南江堂，1997.
27) Twycross, R., Wilcock, A.（武田文和監訳）：トワイクロス先生のがん患者の症状マネジメント，第2版，p.59-61, 医学書院，2010.
28) 東京都福祉保健局：麻薬取扱いの手引き　麻薬診療施設用，平成25年1月改定.
29) 淀川キリスト教病院ホスピス編：緩和ケアマニュアル，第5版，最新医学社，2007.
30) 的場元弘：がん疼痛治療のレシピ2007年版，春秋社，2006.
31) 前掲書9), p.54.
32) 平賀一陽，西野 卓：モルヒネの臨床薬理. 平賀一陽編著：癌疼痛治療におけるモルヒネの使い方，p.46-55, ミクス，1995.
33) Jacox, A. et al. ed.：Management of Cancer Pain—AHCPR Clinical Practice Guideline Number 9, Agency for Health Care Policy and Research, U.S. Department of Health and Human Services, 1994.
34) Portenoy, R.K., Waldman, S.D.：Managing cancer pain, part 1, pharmacologic approaches, Contemporary Oncology, March, 27-54, 1993.
35) Wilkie, D.J.：Neural mechanisms of pain—A foundation for cancer pain assessment and management. McGuire, D.B. et al. ed.：Cancer Pain Management, 2nd ed., p.83, Jones and Bartlett Publishers, 1995.
36) 浦部晶夫ほか編：今日の治療薬2013　解説と便覧，南江堂，2013.
37) 恒藤 暁：がん疼痛に対する鎮痛補助薬の使い方. 武田文和編：がん患者の痛みに対するモルヒネの適応と実際，p.144-151, 真興交易医書出版部，1995.
38) 合田由紀子：ケタミンを使った鎮痛治療とは，ターミナルケア，7 (Suppl.), 130-135, 1997.
39) 檀健二郎，横田勝敏：癌性疼痛のコントロール，p.12-13, 南江堂，1993.
40) 水口公信：痛みとは—そのメカニズムと心身に与える影響，看護技術，43(4), 345-351, 1997.
41) 横田敏勝：臨床医のための痛みのメカニズム，p.138-139, 南江堂，1990.
42) Twycross, R.：Pain Relief in Advanced Cancer, Churchill Livingstone, 1994.
43) 越智靖夫ほか：末梢性神経障害性疼痛治療薬プレガバリン（リリカカプセル）の薬理作用機序および臨床効果，日本緩和医療薬学雑誌，4(2), 53-64, 2011.
44) 日本緩和医療薬学会編：緩和医療薬学，p.64-72, 南江堂，2013.

■参考文献

○ 池永昌之ほか：ブプレノルフィンとフェンタニルの使い方，ターミナルケア，7(1), 43-48, 1997.
○ 樋口比登実：がん疼痛はなぜ起こるのですか. 梅田 恵，樋口比登実監：Q&Aでよくわかる！がん性疼痛ケア，p.2-4, 照林社，2003.
○ 武田文和ほか：がん患者の痛みに対するモルヒネの適応と実際，真興交易医書出版部，1995.

- 恒藤 暁：モルヒネによる疼痛マネジメント，a. モルヒネによる疼痛マネジメントとは，ターミナルケア，7（Suppl.），41-51，1997．
- 的場元弘：がん疼痛治療の考え方と方針の立て方，ターミナルケア，7（Suppl.），24-26，1997．
- 厚生省薬務局オピオイド研究会：モルヒネ使用の理解のために，ミクス，1997．
- 的場元弘：モルヒネ散，モルヒネ水，モルヒネ錠を使いこなす，ターミナルケア，7（Suppl.），65-67，1997．
- McCaffery, M.：A practice "portable" chart of equianalgesia doses, Nursing, 17（8），56-57，1987．
- 林 章敏ほか編：がん性疼痛ケア完全ガイド，p.199-209，照林社，2010．

第6章 ペインマネジメントに役立つ看護技術

　ペインマネジメントでは，もちろん薬物療法が基本となります。しかし，すべての痛み（全人的苦痛：トータルペイン）に対して，薬物療法だけで対応できることはほとんどありません。第3～5章でも繰り返し述べてきたように，痛みは身体的な側面だけではなく，精神面・社会面・スピリチュアルな側面があり，当然，そのような痛みへの対策も様々な側面からアプローチする必要があります。薬物療法以外のペインマネジメントとして，長い歴史とともに育まれ，"患者の生活を安全・安楽に…"をモットーに発展してきた看護技術は，薬物療法の効果を高めたり，対象となる患者に安心感を与えるなど，様々な効果があると考えられます。

　しかし，その効果については，医学に比べると実証することが難しく，また，どのような状況下で，どのような看護技術が適切なのかを判断するための基礎研究は，特に日本では少なく，Evidence-based Nursing / Practice（第2章参照）を追求しながらも，個々の看護師の経験に基づいて看護技術が適用されることがほとんどです。したがって，看護師は，臨床での日々の関わりを通して提供される看護技術が，ペインマネジメントにどのように影響しているのかを実感できないのが現実ではないでしょうか。

　しかし，日々何気なく行っている看護技術の中に，ペインマネジメントにつながるいくつもの要素が隠されています。痛みに関心を寄せ，その痛みをできるだけ患者の体験にそって理解し，環境整備や清潔ケア，排泄ケア，そして側に付き添うことなどは，痛みの閾値を上昇させる重要な因子です。薬物療法と看護技術を組み合わせることによって，適切な薬物量で，つまり鎮痛薬による副作用を最小限としたより効果的なペインマネジメントが可能になります。

　本章では，ペインマネジメントに役立つ看護技術が患者の元へ届くように，看護技術と痛みの関係について考えてみたいと思います。

1 痛みの閾値を上げるケア

　これまで述べてきたように、痛みは全人的なものであり、その感じ方、つまり痛みを感じる閾値は様々な因子により影響を受けます。看護の力で痛みの閾値を下げる因子を少しでも減らし、上げる因子を少しでも増やすことによって、患者の痛みの感じ方そのものを変えることができるのです。それでは、痛みの閾値を上げる因子には、どのようなものがあるのでしょうか。

(1) 日常性の維持

　がん患者は、診断を受けがん治療が始まったときから、多くの場合、社会生活よりも治療中心の生活が始まります。それは患者のそれまでのライフスタイルを大きく変え、日常性を失いかねません。

　入院を余儀なくされる患者では、その変化はさらに大きなものになります。病院は、患者にとっては非日常的な異空間なのです。この非日常的な異空間の中で、患者が少しでも日常性を維持しながら生活できるように援助することは、患者の心の癒しにつながり、痛みの閾値を上げることにつながります。そこで、日常性を維持するケアについて、具体的に考えてみます。

❶一人の人間として尊重する

　医療者にとっては、患者としての姿が日常的になっており、その人を「病気をもった患者」としてしかみられなくなりがちです。しかし、一人ひとりの患者はそれぞれの歴史をもった尊厳ある一人の人間であり、「一人の患者」としてではなく「一人の人間」として、その背景も尊重しながら関わることが大切です。

　そのためには、その人の背景を知り、ときにはその人のがんばってきたこと、人生の功績を知ることも必要でしょう。時間がないからといって、身体や病気のこと以外の話題には耳を傾けないということではなく、患者の人となりを知ることも大切なケアの一つです。

❷できる限りふだんと同じような生活ができるようにする

　早期に在宅療養を導入することが大前提となります。しかし、症状の緩和が難渋した場合には、入院環境の調整が重要です。病院は患者にとっては非日常的な空間であるということを、ある患者の一言から思い知らされました。緩和ケア病棟に入院中の50歳代のある女性は、ボランティアがティーカップに紅茶を入れて出したところ、「あー、やっと人間らしい生活に戻ったわ」とホッとした表情で話しました。緩和ケア病棟は、一般病棟よりは"病院"という雰囲気は抑えられているのですが、それでもその方にとっては「人間らしくない生活」を強いられていたのだと思います。

　ほんの少しの工夫で、少しでも人間らしい生活に戻れるのであれば、一般病棟でも様々な工夫ができるはずです。殺風景な病棟・病室の中にいるだけでは、患者は病気から気持ちが離れることもできません。処置がない日には、パジャマではなく私服を着て過ごしたり、患者が自宅で愛用している物や趣味の物を病室にもってくるのもよいでしょう。病棟内で、少しでも季節を感じられるような飾り付けをすることもできます。これは、気分転換（注意転換法）にもつながります。このような小さな工夫の積み重ねで、患者が一人の人間に戻り、少しでも日常性を取り戻すことによって痛みの閾値が上がれば、すばらしいケアの一つになるのではないでしょうか。

❸不必要な拘束を避ける

　入院中のがん患者では、点滴が必要となることが少なくありません。しかし、それが1日中、何日も続くとなれば、患者にとっては相当な拘束感につながります。完全静脈栄養（TPN：

Total Parenteral Nutrition）の輸液は，血糖値などとの関係から24時間持続が原則だと思いますが，本当にそうでなければならないのでしょうか。輸液ポンプは本当に必要でしょうか。絶対に24時間持続で均等に点滴静注しなければならない理由がないのであれば，積極的にヘパリンロックをして，患者をラインから自由にする時間をつくりましょう。ラインから解放された時間は，患者の気持ちも相当解放されるはずです。

また，現在の輸液量が必要なのかどうかも考える必要があります。緩和ケアでは，症状緩和のためにも，輸液を必要最小限にすることを推奨しています[1]。医師とともに輸液を減量することを検討することも必要でしょう。

(2) 側にいること（presence）

「側にいること（presence）」の意義やその有効性については，ケアリングやコミュニケーション理論[2]，さらにいくつかの症例研究や患者の体験記の中で述べられています。また，看護について書かれているいくつかの本の中で，「側にいること」が，患者へ安らぎや安心感を提供していることが述べられています[3-6]。このことは，ペインマネジメントにおいて痛みの閾値を上げる効果があることを示唆しています。

患者の側にいることは，あまりにあたりまえすぎて，あまり意識されてはいないようです。しかし，忙しく煩雑な看護業務の中だからこそ，意図的・意識的に患者の側にいることの意義は大きいのではないでしょうか。また，頻繁に声をかけたり，患者のつらさに理解を示したりして，看護師から関心が寄せられていることを患者が感じられるようにすることも，この側にいるケアにつながるでしょう。

側にいることの効果を客観的に証明するには限界があり，研究として進んでいないのが現状です。側にいることはあまりにも当然のことであり，それを取り立てて看護技術だとは意識していないかもしれません。しかし，Snyderは，側にいることを「人が全身全霊を傾けて，ある人のそばに立会い，人間相互の出会いを通じて他人の経験を受け入れること」[7]と定義しています。

側にいることを看護の重要な役割として認識していくためには，ただ，いるのではなく，患者という対象との相互作用が重要になってきます。このような，人間対人間の相互作用については，Travelbeeの看護論の中でも重要性が強調されています[8]。

側にいることの技術について，Snyderは，第一に「開放的である」，つまり他者との関わりをもつときに役割や肩書き・地位を切り離すこと，第二に「未知である」，つまり対象を自分にとっての先生ととらえ，さらによく知りたいという思いで近づくこと，第三に「注目する」，つまり相手と看護師との感動・情感・認識・精神的要素に注目すること，第四に「一体感をもつ」，つまり側にいることを通して対象との一体感をもつ必要がある[7]，と述べています。

このような患者との関わりは，忙しい臨床現場では，時間的な限界や目にみえる処置を優先させがちな現状のために忘れてしまっていることがあるかもしれません。

また，Gardnerは，側にいることは，他の介入方法を取り込み，ケアリングの下位概念であるととらえています（図6-1）[9]。さらに，側にいることには，直接的な相互作用と過去に側にいたことの余韻や，将来的に看護師あるいは誰かが側にいてくれるだろうという期待も含まれており，その時点だけではなく，継続的な効果を考慮していく必要があるだろう，と述べています[9]。側にいることによる効果については，個人が責任をもつだけではなく，看護チームの

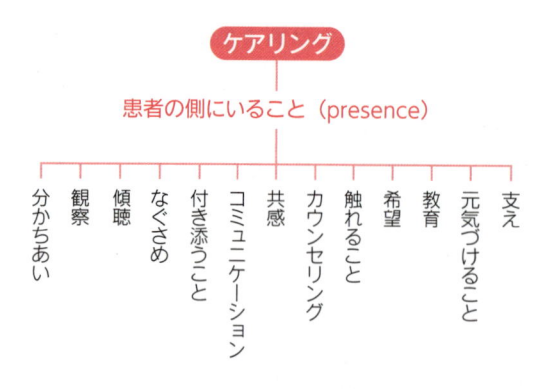

```
                    ケアリング
                        │
              患者の側にいること（presence）
    ┌────┬────┬────┬────┬────┬────┬────┬────┬────┬────┬────┬────┐
    分    観    傾    な    付    コ    共    カ    触    希    教    元    支
    か    察    聴    ぐ    き    ミ    感    ウ    れ    望    育    気    え
    ち              さ    添    ュ          ン    る                づ
    あ              め    う    ニ          セ    こ                け
    い                    こ    ケ          リ    と                る
                          と    ー          ン                      こ
                                シ          グ                      と
                                ョ
                                ン
```

図6-1│ケアの構成要素

（McCloskey, J.C., Bulechek, G.M. 編［早川和生監訳］：ナーシングインターベンション—看護診断にもとづく看護治療, p.178, 医学書院, 1995）

中で継続した，または共通した実践として提供されることが望ましいでしょう．側にいることを肯定できるような看護チームづくりが優先されるのかもしれません．

事例

側にいること（presence）を考える

Aさんは68歳の女性です．半年前より背部から下腹部にかけての痛みがあり，いくつかの医療機関を受診していましたが，原因がはっきりせず，痛みに対する対症療法を繰り返してきました．しかし，痛みは増強するばかりで，最終的に治療法のない進行した子宮がんと診断され，ペインマネジメントを中心としたケアが実施されました．

Aさんは，「あの世から痛みがやって来て私を連れて行こうとする…」と痛みを表現していました．日中はモルヒネやリドカイン塩酸塩（キシロカイン®）の持続注入やNSAIDsの使用により症状は安定していたのですが，夜になるとナースコールで30分おきに看護師を呼び，「痛いの．薬をちょうだい」と繰り返すなど，眠れず落ち着かない状態が続きました．このような状況は，身体的な痛みだけでなく，急激に訪れた病状の進行や痛みへのとまどいや，予測できない将来のこと，死の恐怖などが，人気のない夜間の痛みの訴えに影響していることが推察されます．

看護ケアとして，夜間にAさんが鎮痛薬を求めたときは，レスキューの使用とマッサージなどを行いながら，可能な限り側にいることを看護チームで話し合い，チームが一体となってケアを行いました．また，ナースコールがなくても，夜間，時間のある看護師がAさんの部屋で記録をし，できるだけ人気が感じられるように配慮をしました．

Aさんの夜間のナースコールや痛みの訴えは続きましたが，そうしたことでその間隔は1時間から2時間と伸び，レスキューの使用量も減り，日中のAさんと看護師の関係はより親密なものとなりました．Aさんは「一度家に帰りたい」「どうしてこんなことになったのかしら…」と気持ちを素直に看護師に話すようになり，看護師もAさんからのナースコールへの対応や，側にいることの意義が認識でき，安心できる環境を提供することができました．

2　コミュニケーション（接し方）

痛みをもつ患者は，痛みの発現や際限ない痛みの増強に対する恐怖感，痛みの原因や将来に対する不安，そして周囲に理解されていないのではないかという孤独感などを抱えています．特に，患者がその痛みの原因ががんであることを予感していたり，がんが進行していることを理解したりしている場合は，痛みの様相はより複雑になっていきます．

病院では，24時間，途切れることなく痛みに対応するのは看護師です．また，外来治療や在宅療養であっても，24時間痛みを念頭に置いて患者へのアドバイスや家族への指導を心がけているのも看護師です．患者が痛みを伝えるとき，最初に接する看護師や他の医療者，そして家族の反応は，ペインマネジメントに対する患者の信頼感（安心感）の基本になります．また，突然増悪したり日々変化するがん疼痛のアセスメントを行い，医師への報告や緊急連絡を

行ったり，側に付き添ってマッサージを行ったり，レスキューを使用したり，といった痛みに対する初期対応は，重要な患者とのコミュニケーションのきっかけとなります。このときのコミュニケーションは，その後に続くペインマネジメントの成功の鍵となります。最初のイメージ，ファーストインプレッションは，とても大切なのです。

そこで，患者が痛みを伝えるためには，伝えられる側，つまり看護師や医療者の接する態度が重要になってきます。患者が「痛い…」と訴えても，看護師が「がまんできなくなったら教えてください」とか「今，薬を飲んだばかりですよ」と言って患者の痛みを十分理解せずに，「痛い…」という言葉を受け止めないでいることは，患者の看護師への信頼感を低下させることになり，ひいては痛みの閾値を低下させることにつながります。このような対応では，看護（ケア）はまったく提供されておらず，ペインマネジメントにおいて看護師は，ただの配薬係になってしまいます。

痛みをもつ患者とのコミュニケーションの基本として，次のことが重要になってきます。

① 患者の痛みの表現を否定しない。
② 看護師が痛みの機序やペインマネジメントの基礎を理解している。
③ 繰り返し痛みのアセスメントを行う。
④ 疼痛緩和のための看護技術を一つでも多くもっている。
⑤ 常に"よりよいペインマネジメントができるんだ"という信念をもっている。

痛みをもつ患者の声に耳を傾けることや側に付き添うことは，決して言葉でいうほど簡単なことではありません。患者や家族のつらさをともに感じたり，看護師としての無力感を感じたり，患者の訴える痛みに疑念を抱いたりと，自分自身の心の中で葛藤することも少なくありません。看護師の精神的な消耗が，患者との接し方にも影響してくるのではないでしょうか。

また，患者へ支持的に関わることも，信頼感（安心感）を提供し，患者自身の自信（自己評価）を高めていく重要なコミュニケーションの要素です。痛みをもつ患者は，身体的な痛み以外にも多くの困難に直面しています。患者が自身のコントロール感覚を保ち，多くの困難に向き合っていくためには，支持的なコミュニケーション，つまり，患者が話すことについて判断や解釈することなく，あるがままに受け止め，患者の言葉に対して肯定的に接し，現実的な範囲で保障することが大切です。

患者への支持的な接し方のポイントとして，医療者のベッドサイドマナーを**表6-1**にあげました。煩雑な臨床現場では，ベッドサイドマナーをすべて遂行することは難しいと感じられるかもしれませんが，心がけておくことで，患者との関係は円滑になってくるのではないでしょうか。看護師として痛みをもつ患者との接し方を振り返り，上記にあげた基本の確認を時々繰り返すことで，質の高いペインマネジメントにつながる看護が始まります。

また，痛みをもつ患者とのコミュニケーションに困っているのは医療者だけではなく，家族も患者の痛みの表現や気持ちの変化にどのように対処すればよいか困っている場合がよくあります。家族も患者の抱える痛みを理解し，患者とのコミュニケーションに配慮できることは，患者の疼痛緩和に影響してきます。家族も患者の痛みに向き合えるよう，家族とよく話合いの場をもつことが重要です。家族が，患者とコミュニケーションをとることに困難感を抱く前に，痛みをもつ患者に寄り添う家族の気持ちや直面している問題に看護師も向き合い，家族の協力が得られるように働きかけていきます。

表6-1 医療者のベッドサイドマナー

1. 座ること
2. 患者さんのためにちょっとした何かをしてあげること
3. 患者さんに触れること
4. 患者さんには笑顔で接すること
5. 面接のはじめに，患者さんに関して知っていることを話すこと
6. 今一番心配なことは何かを聞くこと
7. 病気やけがの原因や予後についての患者さんの理解のしかたや，痛み・後遺症・死などについての患者さんの不安を詳しくよく聞いておくこと
8. 患者さんの家族や仕事，それに現在の病気が家族関係や社会的な役割に与えている影響の大きさについてよく聞いておくこと
9. 患者さんが誇りに思っている活動や業績を聞いておくこと。そして，機会をみてそのことを讃えること
10. 患者さんが遭遇している人間としての苦境について理解を示すこと
11. 精神的現象を評価する必要性と目的について十分に説明し，患者さんにも共同観察者の役割をとってもらうこと
12. 面接の終わりには，何か具体的な情報を患者さんにも伝えること

(Yager, J.: Specific components of bedside manner in the general hospital psychiatric consultations: 12 concrete suggestions, Psychosomatics, 30(2), 209-212, 1989)

3 身体的介入

(1) マッサージ

マッサージは，痛みに対して古くから最も一般的に行われている看護技術だと思いますが，意外とその生理学的メカニズムや種類，実際の効果を示すエビデンスについては知られていないのが現状ではないでしょうか。

マッサージには痛みの閾値の上昇，関節可動域の改善，筋肉の緊張緩和，血行やリンパの流れの改善，リラクセーション効果があるとされています[10,11]。リンパ球やNK細胞の産生増加，ドーパミンレベルの上昇効果があるとする報告もあります[12]。では実際に，マッサージの痛みに対する効果はあるのでしょうか。マッサージの効果については長い間数多くの研究が行われてきており，多くの研究を評価するレビューも複数報告されています。

2000年に行われたPanらの系統的レビューでは，代替療法に関する21の研究のうち比較的質の高い2つを詳しく評価し，マッサージががん疼痛のある患者に疼痛緩和をもたらす可能性があると述べているものの，質の高い研究が乏しく，強いエビデンスとなるものはないことを指摘しています[13]。

Corbinは2005年に行われたレビューで，マッサージによるストレスや不安の軽減に対する効果には強いエビデンスがあるものの，疼痛緩和や他の症状緩和についてはまだはっきりとしたエビデンスが得られていないことから，痛みに対するマッサージの効果は"期待できる"と結論付けています[14]。

1986〜2006年までのマッサージに関する15の研究を方法論の観点から評価した系統的レビューでは，いずれの研究も対象者の基準が厳密ではなく，マッサージ回数や方法，測定方法，測定時期も一致しておらず，統計的検出力も不十分であったことから，今後は統一した方法で標準的なマッサージプロトコールで実施し，多くの対象者を無作為化した研究が必要であると指摘しています[15]。

2000〜2010年までのマッサージの研究をナラティブ（叙述的）にレビューした報告では，各々の研究で方法論が異なるため限界はあるものの，緩和ケアを受けているがん患者でマッサージは痛みを有意に軽減し，16〜18時間程度の短時間の効果は得られる可能性があると述べています[16]。

以上のように，マッサージの痛みに対する効果はいまだ明確にはなっていませんが，痛みを短時間軽減する可能性はあるものと考えられます。また，マッサージは不安やうつに対する効

表6-2 | マッサージと類似する療法の特徴

種類		特徴
マッサージ	東洋式マッサージ	身体のエネルギーの回復を強調。タイマッサージ，バリニーズマッサージなどがある
	西洋式マッサージ	筋肉や組織をリラックスさせることの重要性を強調。スウェーデン式マッサージが代表的である
指圧療法		「気」の概念を基礎として疾病の治療および予防を目的とする。主に指を用いて体表面の一点を垂直に圧することで，自然治癒力のはたらきを促進させる
リフレクソロジー		反射療法と呼ばれる。足の裏を全身の地図のようにとらえ，足の特定の部位を押すことが，押した部位に対応する身体各部（臓器や器管）の症状の改善に役立つと考えられている。施術者は，足の裏の反射点に，手指を使って圧力を加えていく
ヒーリングタッチ		セラピューティックタッチが発展したものとされる。セラピストの手から送られる気（エネルギー）によって人間のエネルギーシステムの清浄とバランス回復を図ることで疼痛や不安の軽減に役立つとされている。施術者は患者の身体に軽く触る程度，もしくは体表から5～15cm離れたところから意図的な手の動きで気のバランスを図る

(荒川唱子編：看護に活かす代替補完療法とその効果，EB Nursing，4（3），259-328，2004/Cassileth, B.D.［浅田仁子，長谷川淳史訳］：代替医療ハンドブック，p.294-459，春秋社，2000をもとに作成)

果も期待できるため[13]，マッサージを通してコミュニケーションを図ることも含めて，実施する意義はあるのではないでしょうか。ただし，鎮痛薬の使用量を減らす効果まではないため[13]，患者の好みにあわせて，鎮痛薬が効いてくるまでの間などに適宜実施するのが妥当と考えられます。

表6-2にマッサージおよび代表的な類似する療法とその特徴を示します。

(2) 加温・冷却

加温はホットパックや蒸しタオル，温熱毛布などで温めて症状を緩和する方法です。加温の生理学的メカニズムは，加温により皮膚の血行改善や組織の酸素および栄養供給を促進させることで筋肉の弾力性を増すことにより，関節の硬縮を軽減させるといわれています[10]。

冷却は，コールドパックや冷湿布などを用いる方法があります。冷却は，生理学的には血管を収縮させることで透過性を変化させ，代謝，酸素消費，腫脹，発痛物質，乳酸を減少させたり，酵素活動の破壊によって炎症を抑える効果があるとされています[17]。また，軟部組織の急性外傷患者では，痛みや筋肉のけいれん・浮腫を軽減したという報告や，頭痛に対して標準的な薬物療法よりも有意に効果があったとする報告があるため，がん患者でも頭痛や軟部組織の損傷のある患者では補助手段になり得るとする意見もあります[10]。

看護では日常的に実施することもできるため，広く活用されているケアかもしれません。しかし残念ながら，がん疼痛に対する加温・冷却に関するエビデンスとなる研究は非常に少ないのが現状です。慢性腰痛に対する研究は数多く行われていますが，Frenchらのレビューによると質の高い研究が乏しく，加温に関しては中等度のエビデンスのみで，冷却については3つの小規模研究しかないため結論が出せない[18]とされており，まだ効果があるという証拠は得られていません。

臨床ではホットパックや蒸しタオル，あるいはコールドパックなどの使用を好む患者もいるため，個々の患者で効果があれば使用するというのが妥当といえるでしょう。

4　心理社会的介入

(1) リラクセーション

リラクセーション（relaxation）には，深呼吸

法，漸進的筋弛緩法（図6-2），イメージ法などがあります。最近では，リラクセーションやイメージ法/催眠，認知行動療法，瞑想，音楽療法，バーチャルリアリティなどを含めてMind-Body Therapy（心身療法）としても注目されてきています。

リラクセーションは，生理学的には交感神経系の反応を最小限に抑え，酸素消費量，心拍数や呼吸回数の低下，血圧の低下をもたらすとされています[19]。またリラクセーションは，身体の緊張や情緒的ストレスの軽減によって症状を改善すると考えられています[20]。

Mind-Body Therapyに関するレビューでKwekkeboomら[20]は，リラクセーションの痛みに対する効果を測定した6つの研究のうち，乳がんを対象とした研究では，漸進的筋弛緩法（PMR：Progressive Muscle Relaxation）はマッサージや気分転換と比較した場合，有意に痛みを緩和できたとしています。

Elkinsらの Mind-Body Therapyに関するレビューでは，痛みに対するリラクセーションの効果について数多くの研究が行われているものの，その結果は完全に一致したものではないと指摘しています[21]が，Andersonらの研究[22]を紹介し，オーディオテープによる漸進的筋弛緩法がマッサージに比べて痛みを大きく改善させたと述べています。

以上のように，漸進的筋弛緩法を用いたリラクセーションは，がん患者の痛みを緩和させる可能性があると考えられます。

(2) その他の心理社会的介入

痛みに対する Mind-Body Therapy として，催眠，音楽療法，バイオフィードバック，ヨガ，絵画，太極拳などが注目され，研究が行われています。

中でも，イメージ法を含む催眠は数多くの研究が行われており，Montgomeryらの催眠に関するレビューでは，処置時の痛みや術後の痛みと不安に対しては高い有効性が示されていると述べられています[23]。催眠は平和な場所やリラックスできる場所をイメージしたあとにさら

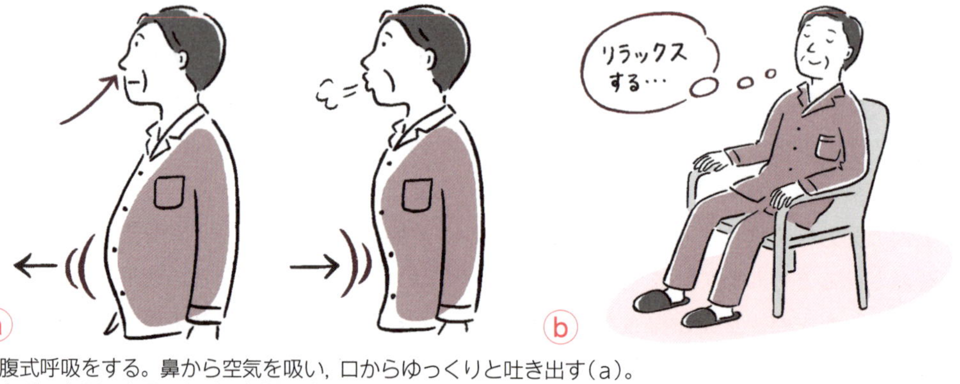

①腹式呼吸をする。鼻から空気を吸い，口からゆっくりと吐き出す（a）。
②右手→右足→左足→左手へと順に意識を集中させ，各部分ごとに以下のように行う。
　㋑ それぞれの部分ごとに意識を集中させながら，頭の中で「リラックスする」と繰り返し，筋肉がときほぐれ，冷たいきれいな空気で満たされているところをイメージしていく（b）。
　㋺ 左手までひとめぐりしたら，「私はリラックスしている」と頭の中で繰り返す。
　㋩ 終了したら，身体に力を入れ，次に脱力する。これを2〜3回繰り返す。
＊1回30〜40分で定期的に行う。可能であれば，指導者より具体的な方法の指導を受けるとよい。

図6-2 漸進的筋弛緩法
（聖路加国際病院看護部緩和ケア検討会編：がん疼痛マネジメントマニュアル，p.49-50，医学書院，1999より改変）

に深くリラックスし，催眠状態に入るというものです。催眠法というと，意識を失ってしまうイメージがありますが，実際には意識のある状態で何かに意識を集中させる方法なので，一種の注意転換法に近いようです。実施にはトレーニングが必要であり[23]，現時点では臨床で簡単にできるものとは言い難いですが，音楽療法などと同様に，意識を何かに集中することで痛みが軽減する可能性はあるようです。

5　ポジショニング

患者自身が身体を自分で動かすことができない場合に，安静保持や褥瘡予防のために良肢位の保持や体位変換，移送など，患者の体位に関する看護技術をポジショニングとして述べたいと思います。

ポジショニングは，看護技術の中でも日常的に行っている行為で，患者の身体の状態を理解しているからこそ，安全に安楽に実施することができます。痛みをもつ患者にはどのような体位が好まれるのか，どこを動かすと痛みが増強するのかなど，痛みを緩和する体位を知り，最適なポジショニングを行うことは，疼痛緩和にとってとても重要なケアです。表6-3にポジショニングのポイントを示します。

私たち看護師は，ポジショニングは褥瘡予防として，単純に2時間ごとに体位変換を行うことを基本に考えているのではないでしょうか。しかし体位変換は，「安楽な体位をとる」「循環を刺激し浮腫を予防したり，症状を軽減する」ことも重要な目的にあげられています[24]。また，"2時間ごとに体位変換"の"2時間"には明確な根拠はなく，仰臥位保持による心身の自覚的訴えについての研究でも，仰臥位90分以降に「痛い」という訴えが急激に増加したことが報告されています[25]。これは痛みをもたな

表6-3　ポジショニングのポイント

- 痛みの原因・場所をよく知る
- 患者から良肢位を教えてもらう
- レスキューを効果的に使う
- 援助者の統一した手技を心がける
- 患者のコントロール感覚を傷つけない
- コミュニケーションの時間にもできる
- ボディメカニックスを大切にする

い対象での研究結果なので，痛みをもつ患者で，かつ自力で体動ができない対象では，さらに短時間で痛みを自覚することが予想されます。

痛みをもつ患者の場合，体動によって痛みが増強することを患者も医療者も危惧し，より患者の活動を制限してないでしょうか。また，痛みを経験した患者は，その不快に対する恐怖から身体を動かそうとしません。しかし，このことは患者の痛みの悪循環を生じさせ，体循環が促されないだけではなく，気持ちの循環も滞らせ，痛みを複雑なものにしていきます。せめてポジショニングが恐怖の時間にならないよう，レスキューを効果的に使用するなど，薬物によるペインマネジメントがなされ，そこに効果的なポジショニングが計画されることが望ましいでしょう。ポジショニングでは，関わる医療者によってできるだけ方法が異ならないようにすることも望まれます。

ポジショニングは，定期的な患者と看護師の接点であり，身体面だけでなく，コミュニケーションを通して精神的にも様々な効果が期待できる看護の基本中の基本です。体循環が促されることによって，気分転換も当然図られます。

がん疼痛に対する患者自身の行動を調べた研究の中で，13人すべての対象者が自分自身で1～4種類の体位変換を行い，うち32％の体位変換が有効であったことが報告されています[26]。この結果は，安楽な体位の工夫，つまりポジショニングを患者自身も疼痛緩和方法として積極的に取り入れていることを私たちに教

えてくれます。

　ポジショニングは，直接的な疼痛緩和というよりも，痛みの原因をつくらないよう予防的に疼痛緩和を行うペインマネジメントと考えることができます。したがって，個々の患者がどのような体位を好んでいるかを知り，さらに良肢位についての知識や体位変換に使用する枕やスポンジなどの工夫により，より効果的な体位を選択していくことは，看護ケアの質を高める強みになっていきます。

　ポジショニングを看護師に委ねなければならなくなった患者は，通常 ADL が低下しており，そのことは否応なく患者に病状の進行を考えさせてしまいます。ポジショニングの援助を受けることで，患者自身の活動への自信は低下し，コントロール感覚も低下しがちです。また，なかなか気分転換ができなくなってしまい，気分もふさぎこみがちになっています。そのような患者に対して，何気なく自然に看護することは，"看護の技" が冴える場面ではないでしょうか。

　安全なポジショニングの方法については，ボディメカニックスを基本にして行う方法が開発されています。その具体例は専門書に譲りますが，援助者にとってもスムーズなポジショニングの技術は，受ける患者にとっても安楽なものであるので，再度自分のポジショニングの技術を振り返ってみてはいかがでしょうか。

■引用文献
1) 淀川キリスト教病院ホスピス編：緩和ケアマニュアル，ターミナルケアマニュアル改訂第4版，最新医学社，2001.
2) Montgomery, C.L.（神郡 博訳）：ケアリングの理論と実践―コミュニケーションと癒し，医学書院，1995.
3) Kleinman, A.（江口重幸ほか訳）：病いの語り―慢性の病いをめぐる臨床人類学，誠信書房，1996.
4) Shavelson, L.（三浦彊子訳）：最期に死のやすらぎを―死を選んだ五人とその家族，草思社，1996.
5) Callanan, M., Kelley, P.（中村三千恵訳，石森携子監）：死ぬ瞬間の言葉，二見書房，1993.
6) Mayeroff, M.（田村 真，向野宣之訳）：ケアの本質―生きることの意味，ゆみる出版，1987.
7) Snyder, M.（尾崎フサ子，早川和生訳）：看護独自の介入―広がるサイエンスと技術，p.387-396，メディカ出版，1994.
8) Travelbee, J.（長谷川浩，藤枝知子訳）：トラベルビー人間対人間の看護，医学書院，1974.
9) McCloskey, J.C., Bulechek, G.M. 編（早川和生監訳）：ナーシングインターベンション―看護診断にもとづく看護治療，p.176-184, 医学書院，1995.
10) Gatlin, C.G., Schulmeister, L.: When medication is no enough; nonpharmacologic management of pain, Clinical Journal of Oncology Nursing, 11(5), 699-704, 2007.
11) Cassileth, B.R., Vickers, A.J.: Massage therapy for symptom control, Outcome study at a major cancer center, Journal of Pain and Symptom Management, 28(3), 244-249, 2004.
12) Calenda, E.: Massage therapy for cancer pain, Current Pain and Headache Reports, 10(4), 270-274, 2006.
13) Pan, C.X. et al.: Complementary and alternative medicine in the management of pain, dyspnea, and nausea and vomiting near the end of life. A systematic review, Journal of Pain and Symptom Management, 20(5), 374-387, 2000.
14) Corbin, L.: Safety and efficacy of massage therapy for patients with cancer, Cancer Control, 12(3), 158-164, 2005.
15) Jane, S.W. et al.: Systematic review of massage intervention for adult patients with cancer; a methodological perspective, Cancer Nursing, 31(6), E24-35, 2008.
16) Falkensteiner, M. et al.: The use of massage therapy for reducing pain, anxiety and depression in oncological palliative care patients; a narrative review of the literature, ISRN Nursing, 2011.
17) Spross, J., Burke, M.W.: Nonpharmacological management of cancer pain. McGuire, D.B. et al. ed.: Cancer Pain Management, p.159-205, Jones and Bartlett, 1995.
18) French, S.D. et al.: A Cochrane review of superficial heat or cold for low back pain, Spine, 31(9), 998-1006, 2006.
19) Breitbart, W., Gibson, C.A.: Psychiatric aspects of cancer pain management, Primary Psychiatry, 14(9), 81-91, 2007.
20) Kwekkeboom, K.L. et al.: Mind-body treatment for the pain-fatigue-sleep disturbance symptom cluster in person with cancer, Journal of Pain and Symptom Management, 39(1), 126-138, 2010.
21) Elkins, G. et al.: Mind-body therapies in integrative oncology, Current Treatment Options in Oncology, 11(3-4), 129-140, 2010.
22) Anderson, K.O. et al.: Brief cognitive-behavioral audiotape interventions for cancer related pain, Cancer, 107(1), 207-214, 2006.
23) Montgomery, G.H. et al.: Hypnosis for cancer care; over 200 years young, CA: A Cancer Journal for Clinicians, 63(1), 31-44, 2013.
24) 春日美香子：体位変換の技術．川島みどり，菱沼典子編：看護技術の科学と検証，p.154-159, 日本看護協会出版会，1996.
25) 工藤恭子ほか：仰臥位保持による心身の自覚的訴え，日本看護協会学会誌，10(3), 16-23, 1987.
26) Wilkie, D. et al.: Cancer pain control behaviors; description and correlation with pain intensity, Oncology Nursing Forum, 15(6), 723-731, 1988.

■参考文献
○ Running, A., Seright, T.: Integrative oncology; managing cancer pain with complementary and alternative therapies, Current Pain and Headache Reports, 16(4), 325-331, 2012.
○ Sheinfeld Gorin, S. et al.: Meta-analysis of psychosocial interventions to reduce pain in patients with cancer, Joural of Clinical Oncology, 30(5), 539-547, 2012.
○ Middelkoop, M.V. et al.: A systematic review on the effectiveness of physical and rehabilitation interventions for chronic non-specific low back pain, European Spine Journal, 20(1), 19-39, 2011.

第7章 精神面・社会面・スピリチュアルな側面の理解

よく臨床現場で耳にするのが，「あの人の痛みは精神的なものなので，薬は増えていくばかりだから，もうがまんさせるしかないんです」といった，医療者側の誤った痛みのアセスメントです。このような発想は，ペインマネジメントを薬物療法ばかりに頼っていることの表れなのではないでしょうか。

この発想には，二つの大きな欠点があります。一つは，痛みを簡単に精神的要因と考え，対策やケアについて考えることを放棄していることです。そしてもう一つは，患者が経験している様々な要因からもたらされる本当の痛みを理解しようとはしていないことです。これは，忙しく煩雑になりやすい臨床現場でよくみかける現象ではないでしょうか。

トータルペインの考え方に基づき，精神的要因がメインとなる痛みだと考えられた場合は，身体面・社会面・スピリチュアルな側面にまだ把握できていない潜在的な問題がないかどうか，また，身体的要因がメインとなる痛みと考えられた場合は，潜在している精神面・社会面・スピリチュアルな側面に問題がないかどうかを考えていくことが必要です。このようなアセスメントの広がりが，精神面・社会面・スピリチュアルな側面へのケアの基本となります。

第4章でトータルペインのアセスメントについて述べてきました。精神面・社会面・スピリチュアルな側面に対して，看護師は何ができるのでしょうか。ここで，第6章で述べた様々な看護技術が生かされてきます。そして，これらの看護技術を通して，患者自身が周囲からのサポートを感じられたり，自分なりのコーピング（coping）ができたりすることで，問題の受け止め方，問題を解決していくプロセス，そして結果（患者が置かれている状況）は変化してきます。

1 社会の中でのがん疼痛の理解

　2007年4月より施行された"がん対策基本法"の中でも、緩和ケアの重要性が提示され、緩和ケアの主要な要素であるペインマネジメントの必要性が認識されてきています。今後さらに、終末期だけではなく、病期や療養の場所に関係ない"広義の緩和ケア"が求められるようになってくるでしょう。

　このような緩和ケアの概念の広がりは、基本的な看護を提供することに重なっているため、緩和ケア、特にがん疼痛ケアにおける看護師の役割は重要視されてくるでしょう。また、看護師が緩和ケアで担っていく責任も大きくなってくるでしょう。

　しかし、まだまだ実際に専門的な緩和ケアを提供できる体制が身近にないことが多く、緩和ケアやホスピスにまつわるターミナルケアとしてのイメージから、がん医療と対峙する領域のように考えられることも少なくありません。がん医療の重要な一部として緩和ケアが理解され、どこにいても積極的な緩和ケアが受けられ、専門性の高い緩和ケアへのアクセスが円滑になる体制づくりや情報提供などからの取り組みが重要です。がん対策基本法の勢いに乗って、がん医療や緩和ケアが、患者の視点に立って大きく変わろうとしています。この領域で、いかに看護の力が発揮でき、患者・家族の役に立てるかは、これからの看護師たちの積極的な活動にかかってくるでしょう。

　がんは相変わらず日本の死因の第1位であり、2011年にがんによる死亡者は年間約35万7千人にのぼりました[1]。患者が"がん"の診断名を伝えられたときに「死」をイメージすることは、やはり否めないかもしれません。しかしその反面、地域がん登録における2000〜2002年の診断例の全がんの5年相対生存率は56.9％となり[1]、がんは致命的な病気というよりも、"慢性疾患""がんとの共存"としての側面が強くなってきています。しかしそのことは、やはり痛みとの共存の期間が長くなることも意味しており、がん疼痛緩和へのニーズはさらに増えてくると考えられます。

　医療人類学者のKleinmanは、病についての患者の語りの中に、「文化的表象（その時代のその病に対するイメージ）」「集団的経験（その社会の集団のもつその病に対する行動のパターン）」「個人的経験」の三つの側面があり、それぞれの側面には他の側面の表象が映っていると述べています[2]。

　私たち看護師は、どうしても患者の「個人的経験」にばかり注目している傾向があります。実は、この「個人的経験」に向かい合っていくことも重要なケアの要素になるのですが、患者

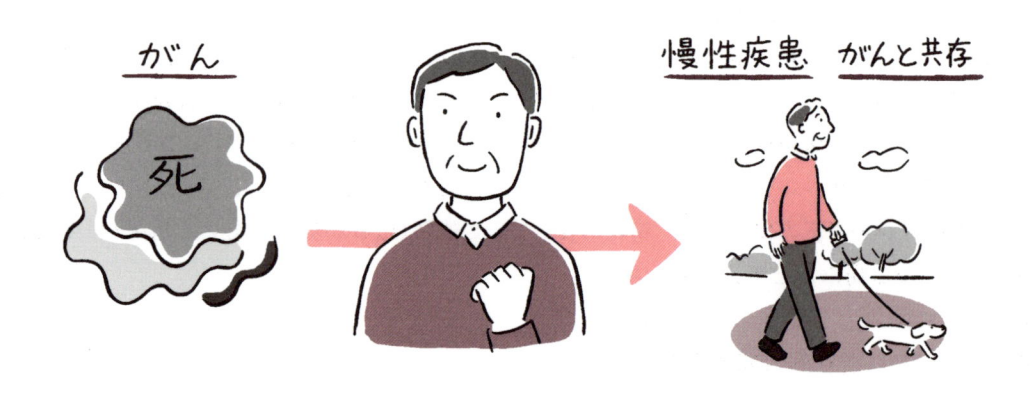

がいつも自分の状況を言葉にすることに長けているわけではありません。その患者が置かれている集団の行動パターンや，時代ごとの"がん"や"がん疼痛"に対する人々の反応が「個人的経験」にいかに反映しているかを少しでも理解しようとすることが，ケアを考えていくときの基本となります。

患者や家族が，がん疼痛に対するペインマネジメントの必要性や可能性を信頼しているかどうかは，そのときに関わっている医療者との関係と同時にペインマネジメントに影響があることを，臨床現場の中で感じます。ペインマネジメントについて，看護師の認識とは異なった理解をしていないかどうか，患者や家族からの言葉で確認する機会を習慣としてもつことが必要かもしれません。

日本全国の病院，診療所，緩和ケア専門施設，訪問看護を対象とした調査では，WHO（世界保健機関）方式がん疼痛治療法について内容をよく知っていると答えた医師は19.5％，看護師は9.0％，あることを知っていると答えた医師は23.6％，看護師は31.4％，モルヒネに関する説明について，説明ができると答えた医師は35.7％，看護師は15.2％であった（2008年の結果）ことが報告されています[3]。このことは，積極的なペインマネジメントにある程度責任がもてる専門家がまだ一部でしかなく，その知識についても偏りがあることの裏付けと考えることができます。このような状況では，患者や家族が緩和ケアに対して懐疑的になるのもしかたがないかもしれません。まず，私たち医療者のもつ知識や認識を改めていく努力が必要なのではないでしょうか。

さらに，がんに対する社会支援のあり方も，患者の意識に影響してくるでしょう。日本では，2004年の介護保険制度の改定で，それまで65歳以上しか受けられなかった支援が，40歳以上の末期がん患者も受けられるようになりました。しかし，この「末期がん」という定義が明確ではなく，「生活支援を受けたいけれども，自分は末期がんではないので受けられない」と考える患者もいるようです。壮年期の患者などで，終末期が近いかどうか判断できないけれども，進行しているがんを抱えていて，骨転移などで体動や重い荷物をもつことにより痛みが増してしまう場合には，介護保険制度を積極的に利用して生活支援を取り入れ，疼痛が増すことのない生活パターンをつくっていくように患者・家族と話し合っていきます。

現状ではまだまだ，ペインマネジメントを必要とする患者に，ペインマネジメントに対する知識不足や懐疑心があると考えてよいでしょう。そのことをふまえて，看護師は，日々接している患者の意識について考えたり，確認したりする必要があります。そしてその情報から，ペインマネジメントについての患者・家族教育を始めるきっかけをみつけることができるでしょう。

2　痛みの意味

痛みに何らかの意味付けをする患者がいます。痛みのもつ意味としては，「罰」「挑戦」「解放」「方略」などがいわれています[4]。

「罰」は，痛みをがまんすることで過去の罪を償おうとするもので，「今まで家族に迷惑をかけてきたから」「戦友たちはみな死んでしまったのに，自分だけが生き残ってしまったから」といった意味付けをし，痛みに耐えること自体に意味を見出すものです。

「挑戦」は，痛みと闘うことで病気と闘っているという意味付けをしているものです。このようなケースに対しては，痛みをがまんすること以外にも，罪を償ったり，病気と闘う方法を見出せるように援助することが求められます。

一方,「解放」は,痛みがあることで何らかの問題から解放されることを求めるもので,心理学的に「疾病利得」といわれるものがこれにあてはまります。社会的な責任や様々な問題から離れるために,このような心理的因子が影響しています。このようなケースでは,痛みを取ることは容易ではなく,精神科的アプローチが必要になります。適切な対応ができないと,鎮痛薬のみが増えていき,痛みはなかなか取れないといった状況になり得ます。早い段階でこのような因子を見極め,専門家へ依頼することが重要です。

「方略」は,「痛みがあることで周囲が注目してくれる」などのように,痛みがあること自体に意味をもっている場合です。筆者の経験でも,夫から長年家庭内暴力を振るわれていた50歳代の患者が,「痛みがあると夫が優しくしてくれる」と言って非オピオイドの使用さえ拒んでいたことがあります。このような場合,痛みを取ってしまうことはむしろ患者の精神的苦痛を増すことにつながるため,無理に鎮痛薬を勧めず,慎重に対応する必要があります。この患者に対しては,いつでも鎮痛薬を使えることを伝えたうえで,患者が使おうと思えるまで見守ることにしました。また,マッサージや指圧などを行いながら,家族への思いなどを傾聴するように努めたところ,患者は家族への様々な思いを吐露するようになりました。そして,次第に鎮痛薬を使用できるようになりましたが,痛みが取れても家族とのよい関係性を保つことができました。このような複雑な家族関係が背景にある場合には,やはり精神科的アプローチが必要になることも多いでしょう。

ここにあげた「痛みの意味」は,スピリチュアルペインとも深くつながっています。逆にこのような意味付けができないことで,「なぜ,自分ばかりがこんなに苦しまなくてはならないのか」といったスピリチュアルペインをもつこ

ともあります。いずれにしても,まずこのような患者の苦悩を受け取る感性が必要なのではないでしょうか(p.83「5 スピリチュアルケア」参照)。

3 患者の経験とライフサイクルを理解する

痛みは,患者自身の主観であり,実際のところ看護師が客観的にとらえるには限界があります。しかし看護師は,限界を理解しつつ,患者からの痛みの訴えを聴き,患者が表現する痛みを理解する努力をし,何とかペインマネジメントを行っていく役割を担っています。

患者は,医療者に痛みを理解してもらえたことや,その痛みが見捨てられていないことがわかることで,安心することができます。そして,その安心感は痛みの閾値を上げる効果があります(第3章 p.23「4 がん疼痛の特徴」参照)。

"がん"をもつという経験には,Uncertainty(不確かさ),Vulnerability(傷つきやすさ),Isolation(孤独),Discomfort(不快),Redefinition(再定義,再評価)を生じやすい傾向にあると,がん患者を対象とした欧米の研究で指摘されています[5]。また,日本人を対象としたがん患者の終末期における経験とその意味についての研究では,がん患者の関心領域として,①苦しい病気に罹ってしまった,②死にたくない,③よりよく生きたい,④生きていける,⑤自分の状態に関して確信がもてない,⑥私を助けてくれる人が必要,⑦まわりの者が気になる,⑧なるようにしかならない,などがあげられています[6]。

がん疼痛をもつ患者は,"がん"と"痛み"という二つの側面から,これまでなかったような経験をしています。このような未経験の状況は大きなストレッサーであり,スピリチュアルペインにつながっていきます。しかし逆に,親類

や近親者にがんの罹患経験があった場合は，そのときのエピソード（経験）が痛みに影響しているケースがあります。「がんによる痛みは取りきれず，痛みでもがき苦しむ」とか，「がん疼痛はモルヒネで眠る以外に取る方法がなく，結局，使用されたモルヒネですぐに死んでしまう」などの誤った先入観がある場合，鎮痛薬に対する抵抗感やがん疼痛に対する恐怖感が助長されます。患者がもっている先入観の原因を看護師が理解し，がん疼痛に関係するこれまでの経験について，患者とよく話し合う必要があります。

私たち看護師も，がん疼痛についての経験や印象は様々です。患者と話し合う前に，看護師自身のもつがん疼痛に対する経験や印象を他の看護師と話し合い，痛みに対する看護師の基本的な理解（知識）や態度を整理しておく必要があります。疼痛緩和にまったく関心を払わない医療者の中での経験が長いと，あたりまえだと思い込んでいるペインマネジメントが間違っていることがあるかもしれません。また，がん疼痛についての知識やケアの方法を一つでも多く知り，必ず「痛みを見捨てない」という信念をもち，「身体的な痛みを取り除くことは可能である」ことを認識している必要があるでしょう。

しかし，このときに注意しなければならないのは，痛みの原因である疾患が進行性である場合，死が訪れる事実からは逃げることはできないということです。したがって，そのことがもたらす精神的・社会的・スピリチュアルな痛みについては，医療者のケアだけでは限界があります。患者にとっての家族の機能を高めていくことも重要です。とにかく，患者のもつがん疼痛に対する先入観に向き合う場合には，看護師のもつ信念や痛みに対する知識が必ず影響します。

さらに，頭頸部腫瘍や治療による脱毛などのある患者は，ボディイメージが変わることに伴う経験も重なり，患者の中で処理しきれない感情がさらに痛みを複雑にしていきます。このような病の経験についての受け止め方は個人差が大きく，その表現する方法も様々です。患者が言葉にできなくても，このような経験をしていることを念頭に置き，患者とのコミュニケーションを図り，ときには患者が表現しきれていない気持ちの表現を手伝うことが，看護師には求められます。

体験や気持ちの表現は，言葉だけではなく，音楽を使ったり，絵を描いたりすることで表れるケースもあります。また，ユーモアを使って表現できたことで，コーピングが促されることもあります。特に日本人の場合は，直接的な表現よりも，がまんやお互いの察し合いによって感情の整理をしているような印象を受けるので，このような患者の傾向を理解することが重要です。

一人の人間が生まれ育って青年期を迎え，やがて成人期，そして初老期，老年期へと人生をたどり，それぞれの年代で発達課題を達成しながら成熟をとげていく，そのプロセスをライフサイクルとしてとらえます[7]。患者の社会的側面を考えていく場合に，その人は，今ライフサイクルのどのような位置にいるのか，何らかの発達課題に直面していなかったのか，などを視野に入れておくことで，患者の状況がある程度理解しやすくなります。

また患者は，ライフサイクルの中で，社会的な役割，家族内の役割，そしてがん治療のプロセスを歩んでいます。包括的に対象を理解するということ（図7-1）は，まずは私たち看護師が対象と出会っているその時点の状況をよく理解すること，さらに，これまでたどってきたプロセスと，これからたどるであろうプロセスを考慮し，現時点の状況を改めて見直すことが必要になってきます。そうすることで，患者の経

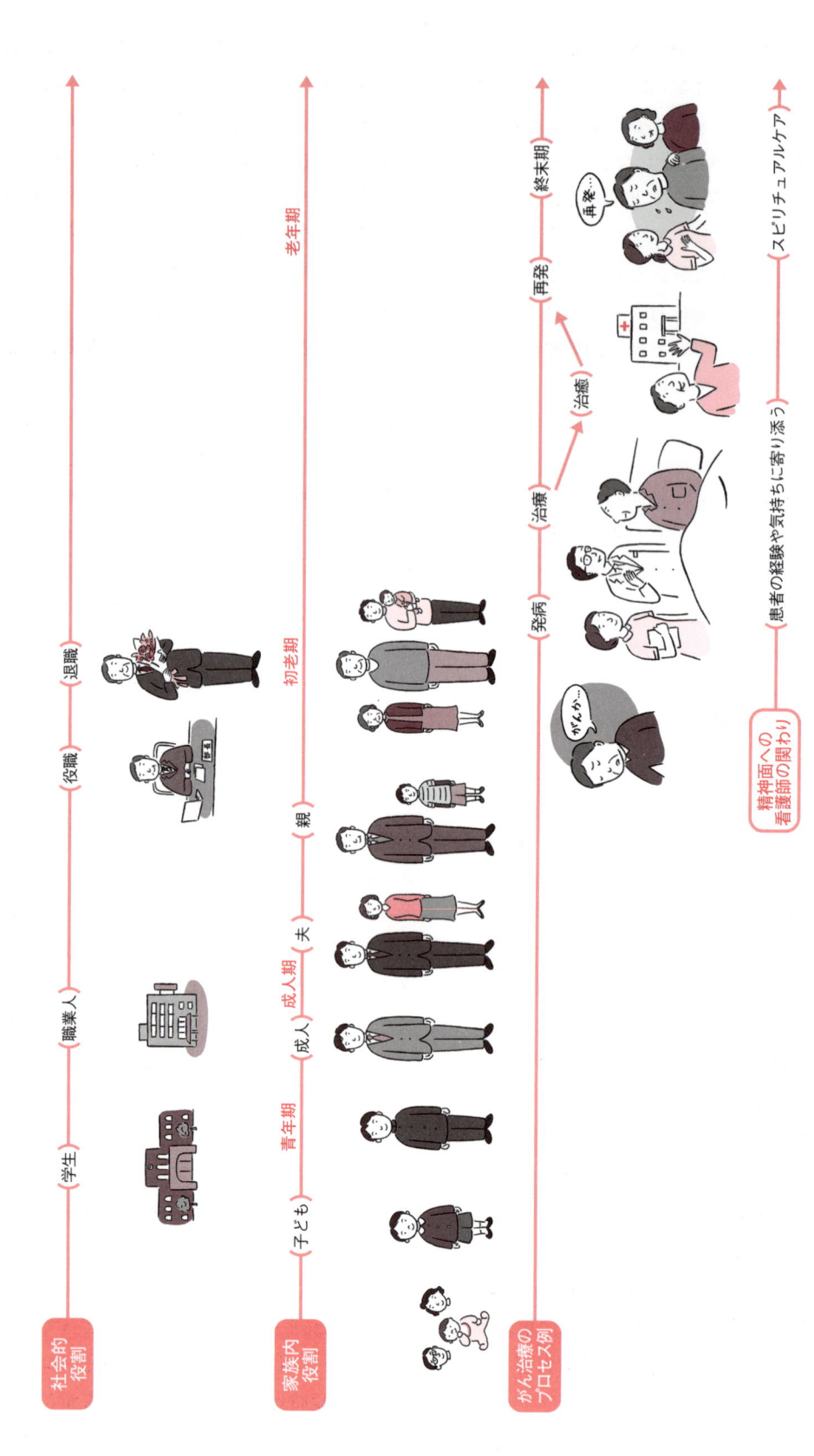

図7-1 | 包括的にその人を知る

験に対する共感が深まり，進むことができず，思うようにならない状況を看護師も少しずつ共有できるようになります。そのことが"不確かさ"や"孤独"などの経験を患者自身が客観的にとらえるきっかけになり，精神的・社会的・スピリチュアルな痛みを緩和していく糸口につなげることができます。

しかし，このようなプロセスは，患者自身のものであり，看護師が意図的に変えようとしても，患者の気持ちがかえって頑なになってしまい，孤独感を募らせることがあります。私たち看護師にできることは，とにかく患者の経験や気持ちに寄り添うことであることを忘れてはならないでしょう。

4 精神面への援助

BreitbartとPassikは，精神症状と疼痛の関連について検討し，何らかの精神症状が認められた患者群では39％が強い疼痛を有していた一方，精神症状がみられなかった患者群では，19％のみが強い疼痛を有していたと報告しています[8]。このことからも，患者の訴える痛みを「精神的なもの」と考えてしまわず，痛みを全面的に認めることが必要であるといえます。

がん患者では，純粋に精神的要因による疼痛は稀であり[9]，疼痛から解放されることで精神症状が消失することも多い[10]といわれていますが，痛みをもつ患者は精神的な援助を必要としている場合が多く，精神面への援助を行うことで痛みの軽減にも効果があると考えられることから，状況に応じて援助を行っていく必要があるといえるでしょう。このように，トータルペインの考え方に基づき，身体的要因だけでなく精神的な要因も疼痛に大きな影響を及ぼしていることを念頭に置き，アセスメントし，介入していく必要があります。

(1) 患者の精神面について
アセスメントする

患者の痛みに対する意味付けや認識は，疼痛体験に大きな影響を与えているとの研究結果があります[11]。また，痛みを病状の悪化ととらえている患者は，痛みが他の原因で起こっていると考えている患者に比べて活動量が減少し，精神的にもより強い問題を抱えているという報告が示されています[12]。したがって，看護師は，患者が痛みをどうとらえているか，自分の病気や病状をどのように考えているかについて情報を十分収集し，アセスメントする必要があります。

患者の精神面のアセスメントのポイントとしては，①がんの診断と治療が患者や介護者に及

表7-1　うつ病の診断基準

診断基準	臨床症状
抑うつ気分	気分が沈んで憂うつ，落ち込む
興味・喜びの消失	何をしてもつまらない，興味がもてない
精神運動抑制	反応が遅い，動作が鈍い，イライラしてじっとしていられない
無価値観，罪責感	自分のことをつまらない人間だと感じる，まわりに迷惑をかけている
希死念慮	死にたい，自殺企図
食欲低下，体重減少	食欲が出ない，体重が減った
睡眠障害	夜眠れない，朝早く目が覚める
易疲労性，気力の減退	疲れやすい，気力が出ない
思考・集中力の低下	決断できない，物事に集中できない

（米国精神医学会）

ぼす影響とその理解，②過去の深刻な痛みの事例とそれが患者に与える影響，③痛みやストレスに対する患者の典型的な対処方法，④オピオイドや抗不安薬などの薬物を使用することへの患者の懸念，⑤痛みの結果として生じる気分の変化，などがあげられます。患者が表7-1に示したようなうつ病の診断基準にあてはまるような内容を訴える場合は，特に注意して患者の精神状態をアセスメントする必要があるでしょう。

（2）定期的に患者を訪問し，患者が気持ちを十分表出できるように関わる

　患者の自己評価を高め，対処能力を強化する目的で行われる支持的精神療法は，多くのがん患者に有用である[13]といわれています。この方法は，患者の無意識的な葛藤や人格の問題には入り込まず，その人なりの方法で困難を乗り越えていけるように，現実的に患者の精神を支えていく治療技法です。

　例えば，不安や抑うつ状態にある患者に対して，心の負担について話すことは決して恥ずかしいことではないことを伝え（感情表出の促進），患者の声に静かに耳を傾け（傾聴），判断・解釈することなく，あるがままを受け止めます（支持）。そのうえで，患者の言葉に対して肯定的に接し（支持），適切な情報を提供し，現実的な範囲内で保証を与えて（保証）いきます。この方法では，積極的傾聴が重要な技法となりますが，相手の不安や葛藤や怒りなどの感情をあたかも自分自身のものであるかのように感じ（共感的理解），話をする相手をありのままに認めて温かく受け入れ（無条件の肯定的関心），話を聴く看護師が相手に対して純粋で偽りのない姿でいること（聞き手の自己一致）が基本的姿勢として重要であるといわれています[14]。ときには，時間をやりくりして相手の前に座り，正面から向き合うといった態度が重要ではないでしょうか。

（3）患者が病気・病状について正しい知識を得ているかをアセスメントし，必要な情報を補う

　自分の病気に関して正確な情報を患者が得ることによって，不確実な知識や認識の欠如による不安を軽減するように関わります。情報に不足があり，かつ患者が情報を必要としている場合には補う必要がありますが，患者が必要としていない場合は，一度に情報を提供しないほうがよいでしょう。

（4）必要に応じて精神科医やリエゾンナースの介入を主治医と相談し，チームで関わる

　患者の痛みに対して包括的な援助を提供するために，必要時，精神科医，リエゾンナース，臨床心理士，医療ソーシャルワーカーなどとともに，チームで患者の痛みに関わることができるように調整します。

表7-2 | スピリチュアルの定義（WHO）

　スピリチュアルとは，人間として生きることに関連した経験的一側面であり，身体感覚的な現象を超越して得た体験を表す言葉である。
　多くの人々にとって"生きていること"がもつスピリチュアルな側面には宗教的な因子が含まれているが，スピリチュアルは"宗教的"と同じ意味ではない。
　スピリチュアルな因子は身体的，心理的，社会的因子を包含した人間の"生"の全体像を構成する一因子とみることができ，生きている意味や目的についての関心や懸念と関わっている場合が多い。
　特に人生の終末に近づいた人にとっては，自らを許すこと，他の人々との和解，価値の確認などと関連していることが多い。

（世界保健機関編［武田文和訳］：がんの痛みからの解放とパリアティブ・ケア—がん患者の生命へのよき支援のために，p.48，金原出版，1993より改変）

5　スピリチュアルケア

　がん患者が直面するスピリチュアルな苦痛に対して，どのように私たち看護師がケアできるのか，このことへの看護師の関心が高まっています。「なぜ，私はがんになってしまったのだろうか？」「死んでしまったらどうなるのか？」「病気になった私が生きている意味があるのだろうか？」などの患者からの言葉への返答・対応に看護師が苦慮する場面が多いからでしょう。

　まず，スピリチュアルをどのように理解するかが，ケアを行っていくための大切なポイントになります。WHOでも，「健康の定義」にスピリチュアルな側面を含めていこうと議論されています。WHOでは，スピリチュアルを表7-2のように定義しています[15]。

　スピリチュアルについては様々な分野で検討され，人間のもつスピリチュアルな側面の理解が深まってきています。しかし，すべての人間に関係する人間の本質に関わる側面であるため，客観的に理解したり，言葉にしたりすることは容易ではありません。スピリチュアルな側面を考えていくポイントとして，①「人間」や「人間の存在」についての考え方（これまでに直面したことがあるのか），②生きていくための土台（個人が大切にしている生きるための拠り所），③宗教や信仰がスピリチュアルな側面に含まれるととらえること，が重要です。

　まず，看護師自身のスピリチュアルな側面を理解していくことが大切ではないかと思うのですが，自己に向き合うこと，自己の価値や存在を理解することは，日常生活ではきっかけがなかなかないようです。おそらく，自身の存在が揺らぐような出来事と遭遇することによって理解が深められていくのでしょう。ただ，看護師としてがん疼痛を抱える患者・家族をサポートしていこうとするとき，少しでもその人のスピリチュアルな側面を理解しようとする努力は必要です。すべての人に共通なスピリチュアルなニーズを表7-3に示します。

　看護師は，自身の人生経験がないような出来事（がんの罹患，死にゆく存在の自覚など）に向き合っている患者や家族へのケアが役割となります。このようなスピリチュアルケアが看護師としてどこまでできるのか，どのようなことがスピリチュアルケアにつながっていくのか，ただ漠然と向き合うのではなく，感じたり考え

表7-3　すべての人に共通なスピリチュアルなニーズ

所属と関係性のニーズ	放置されたり孤立したりしないようケアされる 愛情を与えることと受けること なぐさめと平安がある 家族や大切な人，また神的な存在との関係
生命や苦しみ，死についての意味を探求するニーズ	自己価値を確信する体験を重ねる 自分自身と他者，そして人生の様々な出来事を受容する 死に直面する強さの源を認識する 人生の目的とその達成を感じさせてくれる事柄を熟視する 苦難と死について，個人的な意義づけを見出す 人生における希望と目的とを再定義する 執着から離れ，孤高を保つ
調和へのニーズ	未完成・未解決の対立を認める 乗り越えがたい恨みや憤慨があることを認識する 後悔や非難の気持ちがあることを認識する ゆるしを与え，またゆるしを受けることができる

（Smith, S.A.［高橋美賀子監］：ホスピス・コンセプト―終末期における緩和ケアへの手引き，p.108，エルゼビア・ジャパン，2006）

たりして，スピリチュアルな側面の感性を育むことからスピリチュアルケアへの取り組みが始まるのではないでしょうか。

次に，スピリチュアルな苦痛（痛み）について考えていきます。

スピリチュアルな苦痛（痛み）は，死を意識し，自己の存在が消えることを認識することから生じる苦痛です。つまり，自己の存在が揺らぐような出来事との遭遇（がんの診断を受けたとき，がんの痛みからがんの進行を感じたとき，死にゆく存在であることを感じたときなど）により，これまでの自己を支えていたもの（価値）の変更を余儀なくされた局面で生じるため，がん疼痛と深く関連してきます。「なぜ私が？」「病気になったのは罰があたったんだ…」「自分なんかいてもしかたがない」「がんで痛みが出てきたらおしまいだ！」などの言葉から，その人にスピリチュアルペインがあることに気づきます。

スピリチュアルケアは，周囲の者がスピリチュアルな側面やニーズを理解したうえで，患者とのコミュニケーションを深めることから始まります。また，痛みの閾値を高めるケアを行いながら，患者が安心したり，リラックスしたり，周囲の人々に心が開けるようになっていくこともスピリチュアルケアにつながっていくでしょう。

次項に述べる，家族との関係性を深めていくこと，家族が患者のスピリチュアルな側面に寄り添えることが，患者にとって最も意味のあるスピリチュアルケアになるように思います。

6　家族へのケア

がん疼痛を抱える患者にとって，家族の存在はとても重要です。ペインマネジメントでは，患者への教育を行うのと同じように，家族への

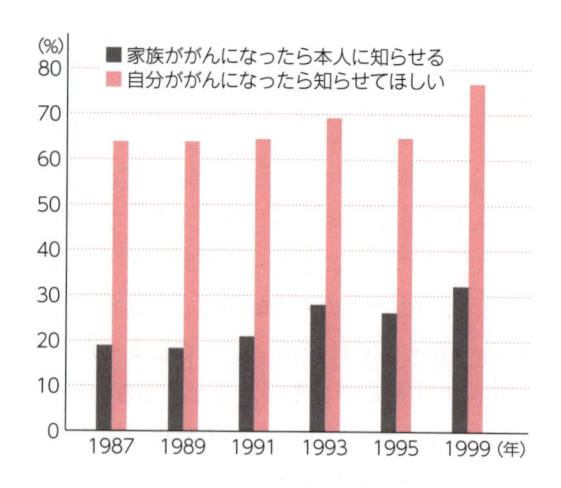

図7-2 | がん告知意識の変化
（読売新聞全国世論調査，1999）

協力を求めることが多々あります。また，患者の体力が低下してきたり，意思決定が困難になってきたりすると，生活上の手助けや意思決定の代理者としての役割も期待されることになります。ケア提供者として当然の役割と考える家族も少なくありませんが，家族には大きな負担がかかってきます。同時に，特に終末期になると，大切な家族を失うかもしれないという予期悲嘆を抱えることもあり，そのことが患者とのコミュニケーションを阻害し，家族自身の精神面を不安定にすることもあります。そのことは，患者が亡くなったあと，十分に患者に関われなかったことの罪責感につながるかもしれません。

がん告知について，自身ががんになった場合は知らせてほしいけれども，家族ががんになった場合には知らせないでほしい，という意識調査の結果（**図7-2**）[16]があります。ここから，我が国の家族関係を理解しなければなりません。家族ががんであると知ることは，「家族がつらい思いをするだろう」「がんだと知ったらおかしくなってしまうかもしれない」と心配したり，「どう話をしていいのかわからない」などととまどいの様子がうかがわれ，これは臨床

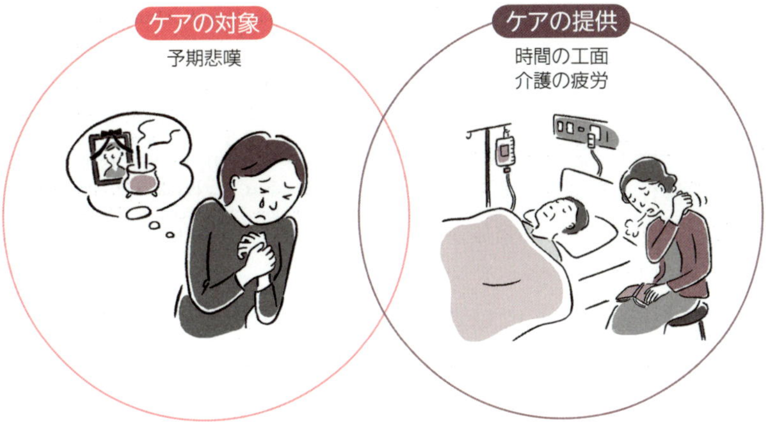

図7-3 家族のとらえ方

現場で家族から聞こえてくる言葉と重なってきます。患者にとってつらい情報は家族が肩代わりしておきたい，という思いやりの気持ちが大きいのだと思うのですが，この思いやりが患者を孤独にしてしまったり，患者にとっての選択肢を狭めてしまったり，患者と家族の関係を悪化させてしまう要因となっていきます。家族の思いや家族の負担感などに私たち看護師も耳を傾け，患者と家族が現実に向き合えるようなケアが必要であることを示唆しています。

このような様々な困難やつらい思い，そして体力的な負担を抱える家族へのケアは，患者へのケアを考えるのと同じように重要です。家族へのケア（教育も含む）を通して，家族が患者のペインマネジメントや療養の支援に効果的に協力でき，患者とのよい関係が保てるようになります。またこのことは，痛みの閾値を高める要素となり，ペインマネジメントをより円滑に進めることにつながっていきます（図7-3）。

渡辺は，看取りを迎えた多くの家族ケアにおける成功事例から，家族ケアのアウトカムを図7-4のようにまとめています[17]。ペインマネジメントには直接関わらないと思われるかもしれませんが，患者と家族の関係は，痛みの閾値に影響する大切な側面です。私たち看護師は，

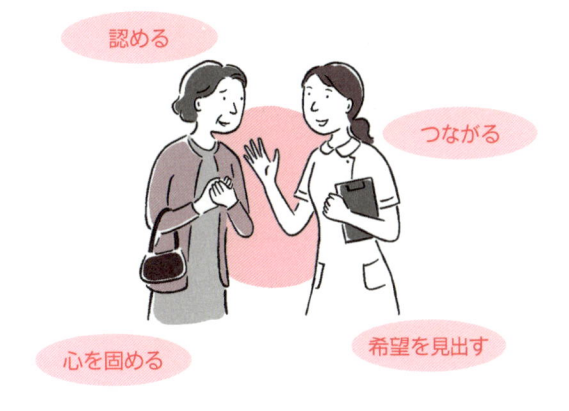

図7-4 家族ケアのアウトカム
（渡辺裕子：看取りにおける家族ケア，医学書院，2005を参考に作成）

多くの診断や治療の局面で患者や家族の側にいます。様々なコミュニケーションの場面で，家族ケアは行われています。以下のようなケアが，家族ケアのアウトカムにつながっていきます。

①**家族を理解する**：患者に焦点があたるのは当然であるが，家族の立場から家族の抱える問題点や悲嘆・不安を理解する。話を聴き，状況に理解を示し，家族へのねぎらいにより②につなげていく。家族自身に備わっている問題解決をする力を引き出す。

②**家族のキーパーソンを見極める**：バランスよく家族と関わる必要があるが，患者にとって

のキーパーソンを判断していく。また，家族間での話合いや意思決定が円滑になるように働きかけていく。

③**医療者と家族のコミュニケーション**：医療者と家族の関係が円滑に行えるようにする。

④**患者と家族のコミュニケーション**：家族が患者に寄り添えるように配慮する。

⑤**教育**：具体的な看病のしかたについて助言したり，家族が実際に看病できるように教育する。痛みやペインマネジメントを家族が理解することで，患者の理解も促される。

⑥**グリーフケア**：専門の窓口があることが望ましいが，整備されていないことが多いため，看取り後に家族に会う機会をもてるように，「落ち着かれたら一度お顔をみせてくださいね」などと声をかけていくとよい。

■引用文献
1) がん研究振興財団：がんの統計 '12. http://ganjoho.jp/data/professional/statistics/backnumber/2012/cancer_statistics_2012.pdf
2) Kleinman, A.（江口重幸ほか訳）：病いの語り―慢性の病いをめぐる臨床人類学, 誠信書房, 1996.
3) 厚生労働省：第1回終末期医療のあり方に関する懇談会「終末期医療に関する調査」結果, 2008.
http://www.mhlw.go.jp/shingi/2008/10/s1027-12.html
4) Lipowski, Z.J.: Physical illness, the individual and the coping processes, Psychiatry Medicine, 1(2), 91-101, 1970.
5) Halldorsdottir, S., Hamrin, E.: Experiencing existential change, The lived experience of having cancer, Nursing, 19(1), 29-36, 1996.
6) 水野道代ほか：がん患者の終末期における経験とその意味の研究, 日本がん看護学会誌, 9(1), 27-35, 1995.
7) 小此木啓吾：コンサルテーション・リエゾン精神医学, からだの科学（増刊), 10(14), 1979.
8) Breitbart, W., Passik, S.D.: Psycological and psychiatric interventions in pain control. Doyle, D. et al. ed.: Oxford Textbook of Palliative Medicine, p.244-256, Oxford University Press, 1993.
9) Portenoy, R.K., Foley, K.M.: Management of cancer pain. Holland, J.C., Rowland, J.H. ed.: Handbook of Psychooncology, p.369-382, Oxford University Press, 1990.
10) Cleeland, C.S.: The impact of pain on the patient with cancer, Cancer, 54(11 Suppl.), 2635-2641, 1984.
11) Spiegel, D., Bloom, J.R.: Pain in metastatic breast cancer, Cancer, 54(2), 341-345, 1984.
12) Daut, R.L., Cleeland, C.S.: The prevalence and severity of pain in cancer, Cancer, 50(9), 1913-1918, 1982.
13) 明智龍男ほか：痛みと精神ケア. 鎮痛薬・オピオイドペプチド研究会編：オピオイドのすべて, p.143-148, ミクス, 1999.
14) 三島徳雄, 新小田春美編著：看護に活かす積極的傾聴法―こころが通い合うコミュニケーションをめざして, メディカ出版, 1999.
15) 世界保健機関編（武田文和訳）：がんの痛みからの解放とパリアティブ・ケア―がん患者の生命へのよき支援のために, p.48, 金原出版, 1993.
16) 読売新聞全国世論調査, 1999.
17) 渡辺裕子：看取りにおける家族ケア, 家族ケアの技を学ぶ1, 医学書院, 2005.

■参考文献
○ Breitbart, W.: Psychiatric management of cancer pain, Cancer, 63(11 Suppl.), 2336-2342, 1989.
○ Yager, J.: Specific components of bedside manner in the general hospital psychiatric consultations, Psychosomatics, 30(2), 209-212, 1989.
○ 丸田俊彦：痛みの心理学―疾患中心から患者中心へ, 中公新書, 中央公論社, 1989.

第8章 患者・家族教育

「痛みを楽にしてほしい」と望まない患者はいないでしょう。しかし，「レスキューを使用したけれども，効果を実感できなかったから使いたくない」と患者から言われた経験がある医療者は多いと思います。「薬はできるだけ飲みたくない」とか，「痛いときだけ飲めばよい」という考えは，オピオイドを中心としたがん疼痛対策には障害になる場合があります。それを防ぐためには，患者・家族にペインマネジメントに関する知識を学習してもらい，主体的に参加してもらうことが重要になります。

患者・家族の学習内容としては，まず，自分自身ががん疼痛に対するペインマネジメントに積極的に参加する必要があることを理解することがあげられます。ペインマネジメントについて自分の言葉できちんと表現することは，ペインマネジメントについて医療者が行う説明を理解するだけでなく，納得し，同意し，行動できるようにするための第一歩であり，ペインマネジメントが成功するために非常に重要なことです。

次に，鎮痛薬や副作用対策に用いられる薬物について理解することがあげられます。これにより，場面にあわせて適切なレスキューを選択したり，オピオイドの副作用に対して適切できめの細かいコントロールをしたり，患者自身の生活にあわせたペインマネジメントを可能にしたりすることができます。このことは，医療者が直接関与しづらい自宅でのペインマネジメントの質を向上させるのに役立ちます。

以上をふまえ，本章では患者・家族にペインマネジメントに関する説明・教育を行う際のポイントについて説明します。

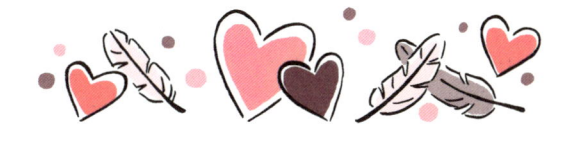

1 患者のペインマネジメント参加に影響する因子——コントロール感覚

　ペインマネジメントには，患者・家族が主体的に関わることが成功の鍵となります。では，どうしたら患者・家族が自ら積極的にペインマネジメントに参加してくれるのでしょうか。その一つの視点になるのが，コントロール感覚です。

　コントロール感覚とは，どの程度自分で周囲の状況をコントロールできると感じているかという感覚のことです。このコントロール感覚は，社会的学習理論によるローカス・オブ・コントロール（locus of control），学習性無気力の理論，認知的社会的学習理論，外傷的な生活体験に対するコーピングという社会心理学的な四つの概念のパラダイムを通して発展してきました[1]（p.128「用語の解説」参照）。

　では，患者がペインマネジメントに主体的に関わる際，どうしてコントロール感覚が重要となるのでしょうか。Dennisは，患者のコントロール感覚の方向が，患者の役割遂行やヘルスケアの意思決定，個人的統合性の保存，広い自己決定に影響することを明らかにしています[2]。鎌原らは，患者が環境や自分自身の行動をコントロールできると感じているかどうかが，学習への動機付けに対する認知的アプローチに影響し，この感覚を失うことによって無気力になったり，やる気のない状態になったりすると述べています[3]。また，コントロール感覚の高い人は，個人にとって良好なことをもたらし，不利益なことを排除することができるという信念が強く，自分の人生は自分でコントロールできると感じているため，自分の健康問題の解決のために自ら行動できる人が多いことが知られています[4,5]。つまり，患者のコントロール感覚は，ペインマネジメントに主体的に関わるために重要な役割を果たし得るといえます。

2 患者がペインマネジメントに主体的に関わるために——自己効力感

　患者・家族のコントロール感覚を高め，「痛みを楽にするにはお医者さんにおまかせするだけではなく，自分が主体的に参加していかなければならない」というように，ペインマネジメントのような健康問題を自分のこととして積極的に取り組めるようにするためには，どうしたらよいのでしょうか。

　Banduraは，人が行動を起こすために抱く期待には，「その行動をすると望ましい結果になるだろう」という結果期待と，「自分には行動する能力がある」という効力期待があるとしています[6]。

❶結果期待を高める

　結果期待を高めるためには，ペインマネジメントについて，「その行動をすると望ましい結果になるだろう」という期待をもつように利点を十分説明し，納得してもらうことが必要です。そのためには，患者・家族が「なるほど」と思えるような説得力が必要です。説得力をもたせるためには，インフォームド・コンセントのあり方とともに，客観的な情報が必要とされます。つまり，患者・家族により説得力のある説明を行うためには，受けている看護行為の根拠を知る必要があります。ペインマネジメントは薬物の使用が中心になることが多いため，看護師は薬理に関する知識を得ることで，患者・家族が納得できる説明をすることが可能となります。

❷自己効力感を高める

　Banduraは，個人の行動を予測し，情動反応を抑制するためには，効力期待が重要な要因であると述べています[6]。つまり，患者・家族が「自分にはできる能力がある」という自信をもつことが，自己効力感（self-efficacy）を高める

働きかけとして必要となります。

　そのためには，患者・家族のペインマネジメントに対する動機付けを行う場合，まず「もし，自分であったら」という患者・家族の視点を中心に現状を考え，ペインマネジメントの目標を話し合っていきます。また，自分と同じような境遇の患者・家族がペインマネジメントに取り組めている姿をみるなど，モデルとなる存在があることが重要となります。なぜならば，ペインマネジメントのような未体験の出来事は，言葉でいくら説明されても具体的なイメージが湧かないことが多く，「本当に自分にできるのか」という不安をもつことが多いためです。同じような境遇の患者・家族が実際にペインマネジメントを行っているのをみることで，具体的なイメージが得られ，「自分にもできる」と思えることにつながります。

❸ 過去にうまく対処できた体験を思い出してもらう

　過去にある困難な出来事に直面したけれども，うまく対処できて達成観を得られた場面を思い出すことも大切です。この「自分はできた」「自分はできる」という気持ちが，行動の変化を促すためには重要です。そのためには，過去の体験から患者がうまく対処できた体験を言語化し，意識してもらうことが必要となります。

❹ 行える小さなステップから開始するよう働きかける

　「自分のことなのだから，自分でする」という強い動機付けを行い，行動を開始できるようにするとともに，患者・家族ができる小さなステップから目標を設定し，徐々に目標レベルをあげていくようにします。例えば，患者が自分で薬物の管理をするようになるためには，まず決まった時間に看護師が薬物を配り，この方法に慣れたところで，1日分の薬物を患者に管理してもらい，その後看護師とともに量や時間を確認しながら自分で薬物の管理を行い，最終的には薬物の自己管理ができるようになる，というようなステップを計画し，実行します。それによって，患者は「自分にもできる」という体験を積み重ね，自分の行動に自信がもてるようになります。

　目標達成に必要なステップとしては，患者や家族が，①自分で起こさなくてはならない行動は自分でも手軽にできる方法であることを理解し，②抽象的な目標ではなく，今から具体的に何をしなければならないかについて説明されていることが必要です。例えば，ペインマネジメントの目標をいっしょに立てたあと，看護師や医師にどのように痛みを伝えたらよいのかや，痛みの経過が一目でわかるようにするにはどのように記録したらよいのかを，具体的に提示します。このようなことによって，患者・家族が

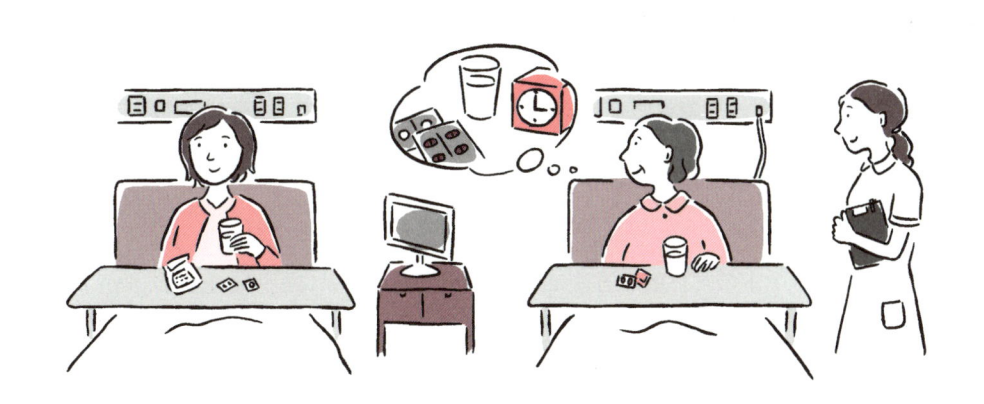

より行動を起こしやすくなります。看護師は患者の状況を把握しているわけですから，一般的な方法ではなく，患者の個性にあわせた方法を考え，患者が主体的に参加できるように細かい調整をします。

3 患者・家族に説明を始める前に

(1) 患者・家族とゆっくり話ができる時間と場所を設定する

ゆったりリラックスした雰囲気で説明を聞くほうが患者・家族にとっては学習効果が上がるため，患者・家族がリラックスできるような時間や環境を設定する必要があります。

痛みがある患者に長時間話をすることが難しい場合は，説明する内容や順序を計画的に考え，何回かに分けて場を設定します。また，時間に制限がある場合などは，初回時にある程度説明し，あとで何回かに分けて理解度を確認していく場合もあります。いずれにしても，説明を聞く患者・家族が緊張しないよう，プライバシーにも十分配慮し，説明を聞く準備ができるように考えて時間や環境を設定します。また，あらかじめ患者・家族に信頼されるようなよい関係を構築しておくことも重要です。

(2) 患者・家族のペインマネジメントや薬物に関する知識や考え，生活パターンなどを十分に聞く

どのように説明するかは，説明をする患者・家族の背景や性格，理解力，その説明をする理由，患者・家族が不安に感じている点や現在置かれている状況，自分の仕事の状態など，多くの要因によって左右されます。

また，ペインマネジメントの具体的な方法は，患者のそれまでの生活パターンになじみやすい方法を医療者がどれだけ提案できるかにかかってきます。そのため，説明前に，医療者が説明を受ける相手に関する情報をどれだけ収集しておけるかが，わかりやすい説明を行うために非常に重要になります。説明前に，ふだんの援助時や他のチームメンバーから多くの情報を得るように心がける必要があります。

(3) わかりやすい説明を心がける

わかりやすい説明を行うことは，患者・家族が痛みを理解するために非常に重要なことです。そのためのポイントとして，以下の点があげられます。

❶ 具体的な例をあげて説明する

抽象的な言葉を使った説明では，患者・家族はその場ではわかったような気持ちになっても，いざ実際に行動に移そうとすると，どうしたらよいかわからなくなることが多いものです。医療者は，説明を受ける人(患者・家族)が具体的にイメージしやすいような説明を行うように努力しなければなりません。

例えば，「なぜ痛くもないのに薬を飲まなくてはならないのですか」と家族から質問があったとします。この場合，患者・家族によっては"がん疼痛"について専門的用語を用いて十分に説明する必要があるかもしれませんし，言葉で説明するよりも，参考となる本や雑誌を提示したほうがよい場合があるかもしれません。あるいは，「痛みは薬によって感じていないだけで，今もあるので，薬が切れる前に次の分の薬を飲んで痛みを感じないようにしたほうが，患者さんが痛みで苦しまずに済むからです」などと簡単な言葉で，痛みを薬物でコントロールしていることを説明したり，「この薬は血中の濃度を一定にしたほうがよいので，決められた時間に飲むことをお勧めします」と，薬物の作用機序から簡単に説明をしたほうがよい場合もあります。

このように，患者にどのように説明するかは，

説明をする相手の性格，理解力，その説明をする理由，相手が不安に感じている点，相手が現在置かれている状況，生活環境など，多くの要因によって決定していきます。

説明の方法を何種類かあらかじめ頭の中で考え準備しておくと，もし初回の説明で十分に理解してもらえなかったとしても，説明の方向を変えることで十分理解してもらえることもあります。説明の方法を何種類か考えておくことは，看護師にとっても説明のバリエーションを広げることができるため，自分自身の訓練にもなります。

それとともに，説明の内容に一貫性をもたせることが非常に重要です。そのためには，客観的証拠である理論に基づいて説明をすることが必要でしょうし，誰が話しても説明の内容が矛盾しないように，チームメンバーがペインマネジメントについての基本的な知識をもつことも必要です。これは，説明する言葉を統一するという意味ではありません。説明のもとになっている理由が一致していなければならない，という意味です。説明のもとになっている理由が一致していれば，「オピオイドでペインマネジメントを行う必要性」についての説明が，オピオイドの使用に抵抗をもつ人と積極的に使用したい人との間で食い違うことを防ぐことができます。また，説明する人が違っても，同じ内容の説明を繰り返し行うことが可能となります。

❷ **生活環境やその人の価値観などに基づいた具体的な方法をアドバイスする**

便秘のコントロールについて話し合う場合，それまでの排便状況を確認し，「これまで便秘なんかしたことがない」と言う患者には，具体的なコントロール方法よりも，まず便秘は鎮痛薬が原因であるため心配いらないことを強調したほうがよい場合もあります。反対に，「今までずっと便秘だったから大丈夫」と言う患者には，大丈夫ではない理由をきちんと説明し，患者がそれまでに行ってきて効果があった方法を取り入れた便秘対策を提案したほうがよいかもしれません。

❸ **説明は，否定的な表現でなく，肯定的表現を用いる**

患者に「オピオイドを使用するときは，下剤を飲まないと便秘になります」と伝えるよりも，「オピオイドの副作用で便秘傾向になりますが，下剤を上手に使えば問題ありません」と言ったほうが，患者は「便秘は自分でコントロールできる」という印象を抱くと思います。

このように，「自分でコントロールができる」「自分にも参加できる」というような"自分にもできる"というメッセージをもてるような言葉を使って説明することで，患者・家族がやる気をもてるようにします。

(4) オピオイドの使用について，患者が医師からどのような説明を受け，どう理解しているかを把握する

「麻薬」という言葉に抵抗のある患者・家族はまだ多いと思います。そのため，医師から麻薬についてどのような説明を受け，その内容をどう理解し，どの程度納得しているかを把握することは重要です。

この際に注意することは，「理解する」ことと「納得する」ことは別であるということです。「理解」は"わけ"を了解することであり，「納得」は理解したうえで，さらに認めることですから，オピオイドを使わなければならないわけを理解していても，納得していなければ抵抗感が残り，長期的に自己管理をし続けることが難しいからです。薬物服用を自分のこととして管理していける動機付けになるような納得の仕方をめざしたいものです。

(5) 患者がオピオイドに対してどのような印象をもっているかをアセスメントする
（過去の体験，「麻薬」に対する印象など）

　初めてオピオイドを服用したときに嘔気がひどかった場合，その後の服薬を拒否する患者がいます。また，入院中はオピオイドの服薬管理を医療者が行っていたため，決まった時間にしかたなく服用していたけれども，在宅療養に移行したら勝手に服薬を中断してしまうケースもあります。このようなことを防ぐために，看護師は，オピオイドに関する患者の過去の副作用体験について情報を収集し，薬物の選択基準を考えていく必要があります。

　また，過去の体験だけでなく，一般的な"麻薬"に対する悪いイメージから，オピオイドの使用を拒否する場合もあります。「"麻薬"を使うと人生の終わりだ」とか，「一度"麻薬"を使うとやめられない」「"麻薬"は使うと中毒になる」といった患者の言葉を耳にしたことがある医療者は多いのではないでしょうか。

　これらの患者のイメージが，どの程度オピオイドの使用に影響しているかを知ることは，患者が薬物を自己管理するうえで重要です。そのため，"麻薬"という言葉が与える印象についても情報を収集する必要があります。

　これらの情報は，「こういう方法で服薬します」という"手段"に焦点を当てるのではなく，「なぜ服薬しなくてはならないのか」という"意味"に焦点を当てた指導を行うためにも必要です。Austinらが行った在宅型ホスピスケアを受けている人についての研究では，痛みを報告した人の55%はノンコンプライアンス（勧められた治療法を守らない）で，その理由として「"中毒"への心配」をあげる人が多かったことが明らかになっています[7]。患者のもつ不安を軽減することがペインマネジメントを継続するためには重要であり，そのためには十分な情報収集を行い，アセスメントを行うことが必要だといえるでしょう。

(6) 患者の主観的な痛みを理解する

　人間の行動する動機は，往々にして理論的な根拠よりも感情が重要な場合があります。いくら拠り所となる情報を提供しても，人間関係がうまくいっていなければ患者に素直に聞いてはもらえないでしょう。患者の気持ちを大切にし，患者とよい関係を保てるよう努力することはとても大切です。看護師は，たとえ患者がそれほど痛いと感じているとは思えなかったとしても，やはり"痛いと感じている"という患者の言葉を信じることが大切です。そのうえで，ペインマネジメントの方法を考える必要があるでしょう。

　「痛みを訴えたところで，どうせほかの人にはわからない」と言う患者がいるかもしれません。その場合，確かに医療者は患者が体験している痛みすべてを同じように理解することはできないかもしれませんが，「私たち医療者はもちろん，ご家族もできる限りあなたの痛みを理解し，できる限りの援助をしていきたいのです。そのためにも，あなたが現在体験している痛みを知りたいと思っています」などと説明していくとよいでしょう。

4 痛みを緩和する意義についての教育

(1) 他者に理解してもらえるように，痛みやペインマネジメントに関する希望を表現する大切さを説明する

　痛みは，それを体験している本人でなければ，実際どれほどの苦痛を感じているかはわかりません。しかし，その痛みの程度が他者に適切に伝わらなければ，十分なペインマネジメントはできないのです。患者が家族や医療者に自分の

痛みがどのようなもので，どのくらい苦痛を感じているかをわかってもらえるように，患者に痛みの表現方法について説明します。具体的な方法としては，痛みを経時的に記録するように勧めるとともに，比較ができるように，フェイススケールやVAS（Visual Analog Scale）などのペインスケール（痛みの評価尺度）の使用方法についても説明します（第4章 p.29「(3) ペインスケールを用いて痛みの強さをアセスメントする」参照）。

一方，痛みのコントロールを自分ができる範疇で行いたいと希望している人は，医療者のペインマネジメントの指示にあまり従わないことが明らかになっています[7]。よって，患者がペインマネジメントをどう考えているかを医療者にきちんと伝えるように促し，患者が主体的に参加できるように働きかける必要があります。

日本には伝統的に"察し合う"という文化があるため，患者・家族や医療者の中にも「言わなくてもわかってほしい」という考えが当然のこととしてあると思います。しかし，察することではやはりすれ違いも多いのです。きちんと言葉にして理解しあうことがペインマネジメントには必要だということを，患者・家族が理解できるまで繰り返し説明するようにします。

(2) 薬物で痛みを緩和することがよい理由を説明する

「痛みはなるべくがまんしたほうがよい」「薬物はあまり使うと身体によくない」という考えを抱いている患者・家族がいます。このような考えのもとに薬物の使用を躊躇する人に対しては，がん疼痛が発生する原因やその特徴（第3章 p.19「3 痛みのメカニズム」，p.23「4 がん疼痛の特徴」参照）を説明する必要があります。それとともに，患者・家族のペインマネジメントに対する姿勢への心遣いが重要であり，そのことを言葉でフィードバックすることも大切です。

患者に「今は全然痛くないんだし，ちょっとの痛みはがまんできるから，やみくもに薬を使うのではなく，もう少し薬の使用を待ってみたいんです。身体のためなら，ちょっとの痛みくらいがまんできますよ」と言われたら，あなたならどう対応するでしょうか。

この問いに対する答えは，例えば「今までの入院生活を拝見していますと，Aさんはいろいろ苦痛を感じていらっしゃるのにがんばっていて，非常に忍耐強い方だなぁと感心していました。痛みのことについてもご自分で真剣に考えていろいろ対応を工夫なさっていらっしゃるのですね。そのことを私に相談していただいたことが非常にうれしいです」と言って，その後にがん疼痛の特徴を説明するのも一つの方法です。説明の仕方は，その場にあわせて臨機応変で構いませんが，大切なのは患者その人がペインマネジメントに積極的に参加しようとしている姿勢であり，その姿勢を患者にフィードバックすることだと思います。

薬物に対する抵抗感は，一度説明を受けただけでは簡単に捨てられるものではありません。その理由としては，第一に，生活習慣に根差した長期間かかって形成された考えは変化しづらいこと，第二に，患者・家族を取り巻く周囲の人，例えば親戚や友人，知人が同じような考えだと，新たな考えが受け入れられず説得されてしまうこと，があげられます。このため，患者が何に抵抗感をもっているかを明らかにしたうえで，患者だけでなく家族や親類を含めて何度も説明を繰り返し，患者・家族の理解しやすい言葉に置き換え，時間をかけて理解を促すようにします。

そのほか，患者・家族が，自分の知人に「なぜ薬を飲んだほうがよいのか」を自分の言葉で説明できるようになるまで根気強く説明するようにします。患者が繰り返し確認でき，また他

表8-1 痛みに関する患者向けパンフレット「痛みをとって快適に過ごすために」

はじめに

痛みは手術や外傷，腫瘍などが原因で起こる症状ですが，ほとんどの場合取り除くことができます。このパンフレットは，特に腫瘍による痛みのある方やそのご家族に痛みについて正しく知っていただき，より快適に生活をしていただくためのものです。

● 痛みをやわらげること

Q1 — 痛みはがまんしないほうがよいのですか？
A：痛みをがまんすることは身体にとってストレスになり，かえって体力を消耗します。適切な方法で痛みを取ることで，睡眠や食事を十分にとることができ，活動的な生活ができるようになるでしょう。また，痛みを長い間がまんしていると徐々に悪化し，余計に多くの鎮痛薬が必要になるともいわれています。がまんせず早いうちに鎮痛薬の使用を始めましょう。

Q2 — 痛みを取ったら病気の進行がわからなくなったり，治療に影響しませんか？
A：痛みを取り除いても，X線検査などの結果から病気の状態は正確に判断できますので心配いりません。むしろ検査を受けるときに，痛みがあって同じ姿勢を保つことができないと支障がでますので，できればあらかじめ鎮痛薬を使用してから検査を受けたほうがよいでしょう。

また，痛みの緩和をしながら病気の治療を行いますので，治療への影響はありません。痛みがあると体力を消耗し，かえって治療に耐えるだけの余力がなくなってしまいます。痛みを取って治療や生活にエネルギーを注ぎましょう。

● モルヒネに関する疑問・質問

モルヒネは痛みを緩和するために最も多く使われる薬です。昔は恐い薬と思われていましたが，現在では使い方も変わり，安全で非常に有効な薬であると世界的にも認められ，世界保健機関（WHO）にも推奨されています。

モルヒネについて多く聞かれる疑問についてお答えします。

Q3 — モルヒネは恐い薬ではないのですか？
A：モルヒネは，痛みに対して使う場合には恐い薬ではありません。昔は痛みががまんできないほど強くなってからモルヒネを使っていたので，それだけ多くの量のモルヒネが必要でした。そのため脳にも一度にたくさんのモルヒネが行き，麻薬中毒になることがありました。しかし，今では，身体に悪い影響を与えない量を定期的に使うようになったので安全性が高まりました。つまり，ビールを何本も一気に飲めば急性アルコール中毒になってしまうかもしれませんが，適量を飲めば中毒にはならないのと同じです。

Q4 — 早いうちからモルヒネを使って，あとで効かなくなることはないのですか？
A：長い間使ったり，量を増やしても効かなくなることはありません。また，指示を守って使っていれば癖になることはありません。痛みの原因がなくなればモルヒネをやめることもできます。ただし，中止する場合は医師の指示に従って，徐々に減らす必要があります。

Q5 — モルヒネは身体によくないと聞きましたが，大丈夫ですか？
A：人間の身体の中にはモルヒネと同じような物質があります。ですから，身体にとって悪い影響はほとんどありませんし，命を縮めたりすることはありません。むしろ痛みをがまんすることのほうがストレスとなり，心身ともに悪い影響を及ぼします。

Q6 — モルヒネは病状の悪い人だけが使う薬ではないのですか？
A：モルヒネは病状が悪いから使う薬ではなく，強い痛みに対して使う薬です。痛みが強い手術のあとや，悪性腫瘍以外の痛みにも使われています。モルヒネを使い始めたからといって，病状が悪いというわけではありません。

Q7 — 痛み止めはモルヒネ以外にはないのですか？
A：鎮痛薬にはたくさんの種類があり，どの薬を使うかは痛みの種類や強さによって決まります。軽い痛み止めから始めて，徐々に強い薬に切り替えていきます。また，モルヒネは他の鎮痛薬と併せて使うこともあります。

Q8 — モルヒネを使うと何もできなくなってしまいませんか？
A：痛みが取れることで身体が楽になり，本を読んだり散歩したり，お話しすることが今までより楽にできるようになります。身体にあった量を使えば，眠ってしまったり，意識がもうろうとすることはありません。モルヒネを使いながらお仕事をされている方もいらっしゃいます。

Q9 — モルヒネの副作用は心配ないですか？
A：モルヒネの副作用として，便秘，嘔気などがあります。便秘はほとんどの人に起こるので，下剤を飲んでいただく必要があります。嘔気は出る人と出ない人がいます。出た場合でも，飲み始めて1〜2週間すると自然に消えます。それまでの間は嘔気止めを使い予防しますので，心配いりません。その他の副作用も対処方法がありますのでご安心ください。なお，副作用が出たからといってモルヒネを勝手に中断したり，量を変更することは危険です。必ず医師の指示に従ってください。

☆痛みや鎮痛薬についての不安や疑問，ご希望は，担当医や看護師，薬剤師に遠慮なくご相談ください。

（聖路加国際病院）

者に説明する際の根拠となるような情報をパンフレットなどにまとめて（**表8-1**），患者に提供する方法もよいのではないでしょうか。

(3) 患者本人が積極的に
　　ペインマネジメントに参加する
　　必要があることを説明する

　患者本人がペインマネジメントに参加する意義を，大きく分けて二つ説明します。

　一つ目は，痛みは患者の主観的な感覚であるため，痛みを体験している患者自らが，痛みの種類や程度を決定し，ペインマネジメントを評価できる人であるということです。

　二つ目は，患者自らがペインマネジメントに主体的に参加することで，疼痛に対するセルフケアが可能だということです。セルフケアとは，健康に影響する日常的生活習慣や病気への対処行動を含む概念であり[8]，セルフケアを実践する能力には，知識，技能，健康の価値付けのように，ある意図をもって意識的に促進する能力が必要だといわれています[9]。患者自らがペインマネジメントに参加できれば，痛みに関するセルフケアを促進することができ，その結果，より痛みの軽減が可能になるとともに，生活パターンにあわせたきめの細かい調整が可能になります。そのためにも，患者が自らペインマネジメントに参加する必要性を理解してもらえるように説明する必要があります。

5　薬物療法に関する教育

　オピオイドを使ってペインマネジメントを行うことは，患者・家族にとって不安な体験です。説明は，患者だけでなく家族にも行い，十分な理解が得られるようにします。これは，在宅療養に移行した場合だけでなく，入院中も家族に協力してもらうためには，ペインマネジメントに対する家族の理解が必要だからです。

　以下に，具体的な説明の内容について述べます。

(1) オピオイドについて
　　十分に説明する

　患者・家族は「麻薬を使うのは末期になってから」「麻薬は中毒になるので身体によくない」「麻薬は始めたらやめられない」というような，オピオイドに対する誤った知識や考えをもっていることがあります。そのため，患者や家族が抱いているオピオイドに対する考え方に関するアセスメントをもとに，誤解を解くような説明をする必要があります。

　例えば「麻薬を使うのは末期になってから」という考えに対しては，現在ではオピオイドによるペインマネジメントの方法が確立されており，手術後のような末期でない患者でもオピオイドを使用する機会が増えていることを説明します。

(2) 薬物の服用がなぜ必要なのかに
　　ついて，意味付けをする

　オピオイドは，ペインマネジメントが成功し，痛みを感じなくなっても続けて使用する必要があります。しかし，痛みがなくても薬物を使う必要があることを理解していないと，「痛くないから使わない」ということになってしまいます。

　患者のそれまでの体験では，鎮痛薬は痛いときに頓用で使う方法が多く用いられていたと思います。このため，患者・家族に対して，「がん疼痛のマネジメントは，オピオイドの血中濃度を一定に保つという意味から，従来の鎮痛薬とは使用方法が異なる」ことを説明し，患者が「痛みがなくても決まった時間に使う」と自ら言えるようになるまで理解してもらう必要があります。

(3) 鎮痛薬の性質や使用方法，副作用について説明する

患者・家族の生活習慣や嗜好にあわせた使用方法あるいは副作用対策を，自分で行えるほど理解できるようになるまで説明します。説明の際には，私たち医療者がふだん使っている言葉では患者にはわかりづらいことが多いため，理解の程度を繰り返し確認し，「あとで考えたらよくわからなかった」ということがないようにします。

重要な事項は，メモなどに書いて残しておいたほうが何度も確認できるのでよいでしょう。また，情報を一度に提供しても逆に混乱してしまうことがあるため，段階をふんで，患者・家族の理解のスピードにあわせるようにします。さらに，今後痛みがどう変化するかについての見通しを説明したり，患者・家族が最も理解しやすい説明方法をみつけるために変化をつけて説明することも必要です。

(4) オピオイドに対する不安や疑問を解消する

患者は，オピオイドを使う必要性を理解していても，疑問や不安があればやはり使用を躊躇してしまうでしょう。そのため，今現在抱いている不安や疑問を聞き，それらをきちんと解消するように努めます。特に在宅療養では，患者・家族が感じた不安や疑問を受け入れる特定の場がないのがふつうだと思います。このため，あらかじめ不安や疑問が生じた場合の対応先を決めておく必要があります。

(5) 患者の痛み体験を家族がどう理解しているか，アセスメントする

家族構成は患者個々によって異なり，理解力や問題解決能力も家族によって様々です。痛みに苦しむ患者を目のあたりにしていた家族は，また同じように痛みが増強するのではないかという不安を強く抱いていることも多く，その不安がその後の患者のペインマネジメントに大きな影響を与える場合があります。そのため，今現在家族が，患者のもつ痛みやオピオイドに対してどのように理解しているかについて情報収集し，個々に対応します。

6 薬物以外のペインマネジメントの方法についての教育

薬物以外のペインマネジメントの方法については，第9章「その他の緩和療法」に説明されている内容を実際に体験し，その効果を評価し，実施における問題点を把握しておくとよいでしょう。また，家族がその方法を理解し援助する方法も説明し，協力して行えるようにすることが大切です。

7 在宅療養へ移行するための教育

(1) 入院後できるだけ早い時期から退院計画を開始する

退院計画は，①入院後できるだけ初期から開始するほうが成功率と効果が高く，②コミュニケーションの量と質が計画を成功させる鍵である，といわれています。このため，退院間近になってから退院計画を立てるのではなく，入院当初から退院を念頭に置いた介入を行っていきます。

(2) 退院の目標となる疼痛レベルを決定する

在宅療養を行うためには，痛みが落ち着いていることが絶対に必要です。なぜなら，家では痛みによる苦痛が増強してもすぐに対応できないことが多く，微調整も難しいからです。しかし，がん疼痛は変化が激しいことが多く，機会

を逃すと在宅療養に移行できずに入院し続けることになってしまいます。そのため，退院可能なレベルを具体的に決定し，早めに在宅療養の手配をするようにします。

また，退院後に急に疼痛が増強した場合，在宅療養の経験が患者・家族の不安を増すだけということにならないよう，病状の進行から考え，今後疼痛がどう変化する可能性があるかについてもアセスメントします。

(3) 薬物の自己管理ができるか，アセスメントする

どのような在宅療養生活を送るかは，患者の態度や習慣，病識などによって決まるため，医療者が期待する方法とは必ずしも一致しないかもしれません。そのため，患者がより実行しやすい方法に修正するために，生活習慣に関する情報を収集することは重要です。

例えば，目や手先が不自由だったら薬袋を開けたりすることは自分一人では困難であるかもしれません。このような自己管理が難しいと考えられる場面に関して，受けられる支援や自力で可能な方法の有無についての情報も併せて収集します。それとともに，患者が管理しやすいよう，生活習慣にあわせて調整していきます。

(4) 薬物の自己管理に慣れる

頭で理解しても実際に行動に移すのは難しいものです。このため，入院中から薬物の服用量や服薬時間の管理に慣れておくようにすると，在宅療養に移行した際に，オピオイドの誤った服用法を予防することにつながります。可能であれば，入院中から患者に薬物を自己管理してもらうのも一つの方法ですし，飲み薬を時間毎に振り分けておくボックスなどの使用について患者・家族と話し合い，必要であれば準備しておくのもよいでしょう。

(5) 家での日常生活に関する心配事を取り除く
（運転，旅行，飲酒，性生活，仕事など）

家での生活は，患者の活動範囲が広がるにつれ，入院中には考えられなかったことが心配になってきます。お酒は飲んでも大丈夫か，車の運転はどうかなど，些細な出来事についても具体的な行動として取り上げて説明します。

ただし，一度に多くの説明を受けると患者が混乱するため，情報の量と質のコントロールが必要です。具体的には，あとから見直して確認できるようにパンフレットを利用したり，ふだんの生活にあわせて提供する情報を吟味したりします。あるいは，疑問を解決するため，質問ができる人的・物的資源についての情報も併せて提供します（第11章 p.125「3 在宅療養で必要となる社会資源の活用」参照）。

また，生活の範囲を広げてより充実した楽しい生活が送れるようになることは，患者の気分転換になり，痛みを軽減する可能性もあるため，患者・家族に対しては不必要に患者の活動を制限しないよう説明します。

(6) 緊急時に落ち着いて対応するために必要な情報を提供する

在宅では異常が起きても医療者がすぐに対応することは不可能であるため，患者・家族が自分で異常を早期に発見し，対応できる必要があります。

例えば，注意しなければならない薬物の副作用の具体的な症状や，疼痛増強時のレスキューの使い方，飲んですぐ吐いたり，坐剤を使ったらすぐ便が出たときにはどうするかなど，起こり得る異常とその対応方法を具体的に説明します。

また，その症状は様子をみていてもよいものなのか，すぐ医療者へ連絡したほうがよいものなのかについての判断基準や，緊急時に医療者

に連絡をとるための具体的な方法について説明します。緊急時には適切な対応が求められますが、言葉だけでは十分伝わらない場合があるため、パンフレットなどを活用して、あとから何度でも確認できるようにします。

病状の進行に伴い痛みも常に変化すると考えられる場合は、今後どのような状態が発生する可能性があるかについても、併せて説明します。

(7) 退院後のサポート体制を整える

地域との協力体制を整えるためには、ペインマネジメントに関してどのように病院と地域が役割を分担するのか、あるいは、実際に受けるサービス源となるのは地域の病院なのか、開業医なのか、訪問看護なのかというように、あらかじめ具体的にどのようなところと協力体制を整えるのかについて患者・家族と話し合い、退院後すぐに協力していけるよう連絡をとるようにします。患者・家族が直接出向いて、双方が一度顔を合わせておくことが必要になる場合もあるかもしれません。

また、サマリーの充実など、今現在行われている治療やケアに関する情報をできるだけ具体的に伝達できるような方法を工夫し、共通の認識をもって患者・家族の援助が行えるようにします。

サポート体制として家族の占める割合は非常に大きいため、家族への指導も重要です。まず、家族の人数や同居家族の構成、家族メンバーそれぞれの役割についてアセスメントします。そして、どの人からどのような援助が得られるのかを患者・家族と話し合い、家族メンバー一人ひとりの果たす役割の負担が重すぎないよう援助の分担を調整してもらいます。

家族を含めた生活の個別の実態を理解することで、痛みに対する援助がスムーズに運ぶようになります。患者の病状が思わしくないときには誰が薬物の管理を代行するのか、というような具体的な項目毎に、各々の家族の果たす役割について情報を収集し、調整します。また、同居していない家族が援助する場合でも、患者がどのようなペインマネジメントを受けているかを正しく理解できるように、記録など誰もが確認できる方法について、患者・家族と話し合います。

(8) 家族が受けるストレスへの対応

家族にとって、痛みに苦しむ患者をみていなければならないことは、非常にストレスフルな体験です。このため、患者だけでなく家族のストレスにも目を向け、援助することが必要です。また、同居していない家族へも配慮する必要があります。それまで患者と離れて生活していた家族にとっては、前述のストレスに加え、患者の病気に対して今まで何もできなかったという後悔を体験していることがあります。その場合、その後悔の埋め合わせをしようと、ケアやペインマネジメントに対して過度の提案や激励を行い、それが逆に患者の負担となる場合があるので注意が必要です。

家族が十分にペインマネジメントについての説明を受け理解することは、家族が抱く不安の軽減や適切な薬物の管理に役立ちます。特に在宅療養では、病院では医療者が対応してくれる患者の病状の変化や苦痛への対応を、患者・家族が自分たちで考えなければならないため、患者の病状や現在行われている治療について理解しておくことが必要です。

薬物を使用する必要性や、実際の方法、副作用や緊急時の対応方法については、家族にも理解してもらいます。その際、援助にかかわる家族全員が鎮痛薬や使用方法、副作用や緊急時への対応について理解し、患者が受けている治療について同意していることも重要です。

> **事例**
>
> **モルヒネの使用・増量に抵抗を示す患者**
>
> 患者：Aさん，70歳代，女性，卵巣がん
>
> 　Aさんは，腫瘍の浸潤に伴う腰部から殿部にかけての痛みを訴えていました。病状から考えて，それまで定期的に行っていた化学療法は中止され，今回は症状緩和を目的に入院しました。今回入院した病棟は以前から何度も入院している病棟で，スタッフとの関係も良好でした。
>
> 　入院後，モルヒネ硫酸塩水和物徐放剤（MSコンチン®）を30mgから徐々に120mgまで増量しました。増量すると嘔気が出現し，その後1か月ほど続きましたが，次第に消失しました。しかし，痛みは十分には取りきれず，仰臥位では寝られないなどの日常生活への支障もありました。けれども，ある程度痛みのコントロールがついたことや，退院の時期を逸することが心配されたため，退院を勧められました。
>
> 　看護師は，退院を勧める一方で，痛みのことを心配し，痛みの状態についてたびたびAさんにたずね，モルヒネの増量の話をもちかけました。しかし，Aさんは増量を拒み，看護師がいくらモルヒネに関する正しい情報を提供しても態度は一向に変わりませんでした。そして次第に，「何度も同じことを聞かないで！」と，退院のことや痛みについてたずねられること自体に，非常に拒否的な反応を示すようになりました。

　なぜ，Aさんはモルヒネの増量や痛みについてたずねられることに拒否的になってしまったのでしょうか。

　Aさんが拒否的な反応を示した理由は，いくつか考えられました。

①モルヒネを増量したあとに出現した嘔気
②モルヒネに関する根強い誤解
③何度も同じことを聞かれること

　これらのどれもが要因になっていたと思われます。しかし，その後筆者がAさんと会話する中で，次のような言葉が聞かれ，Aさんの思いが明らかになってきました。

　「私は少しでも（がんが）広がらないように抗がん剤を飲みたいのだけど，先生たちは痛みのことばかり言っていて，そっちのほうはあまり一生懸命やってくれないの。私は抗がん剤を飲んでいないと，そうしている間にも病気が広がっちゃうんじゃないかと心配なのよ」「気休めでもいいから抗がん剤を飲んでいたいのよね。こっちとしては藁をもつかむ思いじゃない」。

　また，Aさんは胸のつかえ感などのちょっとした症状もがんに結び付け，「私，食道がんじゃないかしら」と不安を表出していました。Aさんは，がんに対する強い恐怖心があり，少しでも進行しないように食い止めたいと強く思っていました。そして，がんの治療をすることを強く望んでいました。

　一方，医療者は，Aさんの病状を考えてがんの治療を中止し，症状緩和に徹し，痛みの問題に集中していました。また，痛みのコントロールがある程度ついた時点で，AさんのQOLを優先し退院を勧めていました。しかし，このことは，Aさんにとってはがんの進行，つまり，死が近づくのを黙ってみているように思え，受け入れ難いことだったのです。そして，次第にがんの治療以外の提案，つまり，痛みに関することや退院について，拒否的な反応を示すようになったと考えられました。したがって，看護師がモルヒネに関する正しい情報をいくら提供しても，それはAさんにとってはあまり意味がなかったのです。

　このように，オピオイドの使用や増量に抵抗を示す患者の中には，オピオイドに対する誤解や副作用への不安といった要因だけでなく，がんに対する恐怖心，つまり，死に対する恐怖心から症状緩和のみに方向転換することに強い抵抗を感じたり，がんの進行に対する恐怖心などから，痛み自体を「がんによるものではない」と認めたがらない人もいます。したがって，オピオイドに抵抗を示す患者に対して正しい情報

を提供するだけでなく，患者の病気の受け止め方，その人のもつ痛みの意味など根底にある思いにも目を向け，広い視野で考える必要があります（鎮痛薬に対する抵抗感については第1章p.5「(3)患者・家族教育」参照，痛みの意味については第7章p.77「2 痛みの意味」参照）。

■引用文献

1) Thompson, S.C., Spacapan, S.：Perceptions of control in vulnerable populations, Journal of Social Issues, 47(4), 1-21, 1991.
2) Dennis, K.E.：27 Empowerment. Creasia, J.L., Parker, B. ed.：Conceptual Foundations, The Bridge to Professional Nursing Practice, p.491-506, Mosby Year Book, 1989.
3) 鎌原雅彦ほか：学習への動機づけの認知的規定因に関する考察，東京大学教育学部紀要，27, 117-142, 1987.
4) Peterson, C., Stunkard, A.J.：Personal control and health promotion, Social Science & Medicine, 28(8), 819-828, 1989.
5) エドワード敬三藤本：ナースのための健康教育5 ローカス・オブ・コントロール, Nurse Call, p.16-17, 1998.
6) Bandura, A.：Self-efficacy：Toward a unifying theory of behavioral change, Psychological Review, 84(2), 191-215, 1977.
7) Austin, C. et al.：Hospice home care pain management―Four critical variables, Cancer Nursing, 9(2), 58-65, 1986.
8) Dean, K.：Self-care components of lifestyles：The importance of gender, attitudes and the social situation, Social Science & Medicine, 29(2), 137-152, 1989.
9) Orem, D.E.（小野寺杜紀訳）：オレム看護論―看護実践における基本概念，第3版，医学書院，1995.

■参考文献

○ 西田真寿美：自己コントロールとセルフケア，看護研究，30(6), 459-465, 1997.
○ 塚本尚子：がん患者用自己効力感尺度作成の試み，看護研究，31(3), 198-206, 1998.
○ Berry, D.L. et al.：Informed concent：Process and clinical issue, Oncology Nursing Forum, 23(3), 507-512, 1996.
○ 上井稔子，佐藤千史：看護領域におけるEvidence based Nursingの必要性，臨牀看護，24(4), 576-578, 1998.
○ Cullum, N. et al.：Evidence-based nursing：an introduction, Nursing Standard, 2(11), 32-33, 1997.
○ 波多野誼余夫，稲垣佳代子：無気力の心理学―やりがいの条件，中公新書，中央公論新社，1981.
○ Kelley, K.C. et al.：退院指導計画. Bulechek, G.M., McCloskey, J.C. ed.（早川和生監訳）：ナーシングインターベンション―看護診断にもとづく看護治療，p.242-249, 医学書院，1995.
○ Memon, J. et al.：Impact of hospital discharge planning on meeting patient needs after returning home, Health Services Research, 27(2), 155-175, 1992.
○ Bull, M.J.：Patient's and professionals' perceptions of quality in discharge planning, Journal of Nursing Care Quality, 8(2), 62-72, 1994.
○ 武田文和，渡部孝子編：がん患者の痛みのマネジメント，JJNスペシャル51, 医学書院，1996.
○ McCaffery, M., Beebe, A.（季羽倭文子監訳）：痛みの看護マニュアル，メヂカルフレンド社，1995.
○ 国立がんセンター中央病院薬剤部編著：モルヒネによるがん疼痛緩和―服薬指導を中心に，ミクス，1997.
○ 中村めぐみ：癌患者を抱かえた家族へのケア，ナーシング・トゥデイ，10(1), 41-54, 1995.
○ Ferrell, B.R. et al.：The impact of cancer pain education on family caregivers of elderly patients, Oncology Nursing Forum, 22(8), 1211-1218, 1995.
○ 国立がんセンター中央病院看護部編：がん看護―看護診断と標準看護計画，p.166-182, 医学書院，1998.
○ 金井Pak雅子："察しの文化"が生んだすれ違い，しなやかな人間関係3，看護学雑誌，60(3), 254-257, 1996.

第9章 その他の緩和療法

1 放射線治療

(1) 痛みが軽減する理由

放射線治療の除痛効果は，主に腫瘍を直接除去あるいは縮小することにより得られます[1]。その除痛の利点は，原因に直接働きかける方法であり，効果は永続的で，放射線照射を行った部位からの再発が少ないことがあげられます。しかし，この治療方法は，痛みの軽減までに時間がかかることや，局所のみの治療であるために，一度に多数の部位を治療の対象にすることができないという欠点をもっています。

放射線治療は，特に骨転移の痛みや神経の圧迫による痛みに有効であり，原疾患の局所再発や転移によるペインマネジメントの方法として多く用いられます。また，腫瘍による胆汁や尿の排泄障害にも，放射線治療は有効です。

1989年の米国の調査では，放射線治療のうち1/3のケースが緩和治療目的であった[2]ということからも，放射線治療の適応は根治目的だけでなく，緩和治療の手段として多く用いられています。

ペインマネジメントの目的で用いる場合，放射線治療は，患者の満足が得られる最も少ない線量を用いることが基本となります。効果をあげるためには，1回分割（照射）線量を大きくするか，総線量を多くすればよいわけですが，線量が多くなる分，正常細胞への影響も大きくなってしまうため，分割照射を行ったほうがよいといわれています。症状緩和目的で放射線治療が用いられる場合は，治療目的で用いられる場合に比べて，少ない総線量を短期間に照射することが多いようです。

具体的な線量や治療方法は放射線科の医師が決定します。看護師は，患者がどの部位にどの程度の放射線の総量を，どのくらいの回数に分

割して受けることになるのかを把握し，痛みの評価と放射線による副作用のチェックおよびその対策を行うとともに，患者の不安を軽減するよう働きかけます。

(2) 骨転移に対する放射線治療

骨転移に関連した痛みに対する放射線治療は，骨転移部位により差がありますが，60～80％が有効[3]であり，原発巣や腫瘍の組織型による効果の差はないといわれています。さらに，腫瘍の縮小と骨の再生により，骨折のリスクが減少する可能性があります。

また，脊髄圧迫を来している症例でも，麻痺を生じてからごく早期の時期を選べば，神経症状の改善が期待できる場合があります。鎮痛効果が得られる時期は様々ですが，患者の70％が2週間以内に痛みが軽減し，3か月以内に90％の患者に鎮痛が得られた，という報告もあります[4]。

(3) 放射線治療を受ける患者への援助

❶患者の病状や，予定されている放射線治療の計画について把握する

放射線治療は局所療法であるため，治療対象になる部位も様々であり，照射する放射線の総量や回数も多岐にわたります。効果や副作用を経時的に評価するためにも，具体的な治療計画を知っておく必要があります。

副作用の出現には放射線の線量が関係するので，毎日の治療の程度を把握するようにします。化学療法と併用している場合は，副作用が強く出ることがあるので，特に注意が必要です。

❷患者が治療について十分に説明を受けられるよう配慮する

医療者は，放射線治療について患者が十分に説明を受ける場を設定します。また，患者がどの程度治療について理解し納得しているかについての情報を収集し，チームで共有することで，患者がもつ不安を軽減するよう働きかけます。同時に，放射線治療に対して，患者が不安や誤解を抱いていることがあるため，放射線治療の必要性や安全性，治療時間や回数，治療中の注意点などを看護師からも説明します。

また，放射線治療中は治療室に一人になるため，動けない患者は不安を感じることがあります。そのため，治療前にあらかじめ，治療室では一人になること，その場合でも医療者がモニターなどで常に気を配っているので，気分や具合が悪いときは，手を上げるなどして合図をすればすぐにかけつけることを説明します。

放射線治療終了後，痛みが軽減していても，転移巣の骨の状態によっては，すぐに活動範囲の拡大が許可されない場合があります。患者は，治療が終われば以前のようにふつうに動けると考えていることが多いため，これまで通りの制限のある生活を続けることに落胆が隠せないこともあるでしょう。そのような場合，患者が自分の病状を理解できるよう繰り返し説明するとともに，動けると思っていた希望がかなわないという患者の悲しみを，看護師が十分理解していることを伝える工夫が重要です。

❸日常生活での注意点について説明する

放射線治療は，きちんとがん組織に放射線が当たるように毎回同じ部位に照射されることが大切であるため，治療終了までマーキングが消えないようにすることが必要となります。どうしてマーキングが消えてはいけないのかを患者に説明し，協力してもらいます。

骨転移に対する放射線治療を行っている場合は，除痛効果が得られる時期と骨が硬化する時期がずれるため，骨折に注意するとともに，患者にも説明します。

放射線治療は，終了後2週間程度で効果および副作用がピークになるため，治療終了後も引き続き指示があるまで照射部を刺激しないように指導し，栄養補給に努め，体力の回復を図

ることが必要です。照射部位は，ひっかいたり，こすったり，クリームを塗ったり，直射日光に当たったりして皮膚に過度の刺激を与えないこと，市販の軟膏は放射線を散乱させることがあるので，主治医の処方したものを使用することを説明します。また男性の場合は，照射部位がヒゲにかかるときは，ヒゲ剃りでなく電気カミソリを使うように指導します。

❹治療による痛みの増強を防ぐ

骨転移のある患者は特に，移動時のように身体を動かしたときに痛みが強くなったり，骨折の危険が増強することがあります。そのため，なるべく動かなくてもよい方法で治療室まで移動できるよう配慮します。

病棟での移動はもちろんのこと，治療台への移動では，ベッドの高さがどこまで低くなるのかを考える必要があります。動くと痛みが増悪する場合は，あらかじめ鎮痛薬を使用し，その効果が最大のときに移動するようにします。また，疼痛のために安静が苦痛である場合は，治療期間中じっとしていることが苦痛でない程度に，あらかじめ痛みを軽減させておくことが必要です。

治療室までの移動が患者にとって苦痛である場合は，治療の際に，どのような活動が痛みを誘発するのかについて，具体的に患者に聞いて把握しておきます。

❺患者の精神的ストレスに配慮する

骨転移のある患者の場合は，入院生活に何らかの活動の制限が加えられていることがあります。本人は動きたいと思っていても，病状がよくないため医師の指示により動けず，ベッド上での安静を強いられ，他人の援助を必要とする状況は，非常にストレスフルなものです。このような患者の場合は，安静による筋肉痛に対する工夫をしたり，褥瘡の予防に気を配って，副次的な痛みを回避するよう心がけます。

また，活動の制限に伴うストレスに対する精神的な援助が重要となります。潰瘍の既往がある患者は，ストレスによって再発，悪化する可能性があります。特に食事の摂取量や胃部不快感などの症状に注意し，必要ならば医師と胃薬の服用について話し合います。

安静の指示がない場合でも，入院生活は健康なときとは比べものにならないほど活動が制限され，画一的な動作になりがちです。痛みなどの症状が強い時期は気にする余裕もないでしょうが，痛みが軽減すると，毎日，治療のために診察室や処置室などへ行く以外はベッド上などにいなければならない状況に，ストレスを強く感じるようになります[5]。

家族や知人の面会は，生活に変化をもたらす意味でも貴重であることを説明し，可能な範囲で家族の協力を得たり，気分転換を促すよう看護師との会話や散歩などを計画してもよいでしょう。骨折の危険を恐れるあまり，患者が自ら必要以上に活動を制限する場合は，どの程度までの活動が可能であるかを，日常生活の具体的な活動のレベルで話し合うようにします。

❻副作用に気を配る

放射線治療の一般的な副作用である放射線宿酔や放射線皮膚炎，放射線粘膜障害などに注意し，経時的に評価します。放射線治療は，終了後2週間程度で効果が最大になり，それに伴い副作用もピークになるので，注意が必要です。放射線治療を受けている患者は，一定の線量に達すると，程度の差こそあれ，副作用が出現してきます（**表9-1**）。患者・家族は放射線治療開始時に副作用や注意点について説明されていることが多いため，その内容をどの程度理解して

表9-1 │ 放射線治療の主な副作用

- 食欲不振
- 骨髄抑制
- 咳嗽
- 口腔・咽頭粘膜障害
- 放射線宿酔
- 二次性発がん
- 口渇
- 貧血
- 皮膚炎

いるかを把握するとともに，副作用の苦痛を軽減することが必要です。

例えば，皮膚障害に対しては，障害の程度が大きい場合は軟膏を用います。皮膚の状態により，副腎皮質ステロイド薬や抗生物質を含有している軟膏を使用してもよいでしょう。軟膏を使用するときは，皮膚への刺激を避けるため，擦り込まず，布に軟膏を塗り，患部に当てるようにします。

骨転移に対する放射線治療の場合は，短期間に多くの線量で治療することがあります。その場合，放射線宿酔などが通常のケースよりも出現しやすいため，治療後は休息を十分にとるように勧めるとよいでしょう。

❼痛みに対する放射線治療の効果を評価する

疼痛が軽減するのに要する放射線の総線量は20～30 Gy[*1]/2～3週間[6)]くらいですから，その時期を見計らい，アセスメントを定期的に行います。

多発性の骨転移に対して2か所以上の放射線治療を行っている場合は，治療部位の痛みが軽減しても他の部位の痛みが増強し評価が難しいことがあるため，どの部位がどの程度痛いのかを具体的に評価していく必要があります。

2 神経ブロック

神経ブロックは，末梢神経や交感神経節などに注入した局所麻酔薬や神経破壊薬の作用や，加熱・冷却・加圧などの物理的方法により，神経機能を一時的または半永久的に遮断することで，痛みを取り除く方法です。

薬物による神経ブロックは，一般的に，局所麻酔薬を用いると一時的な作用が，神経破壊薬を用いると長時間の作用が見込まれます。物理的方法による神経ブロックとしては，高周波熱凝固術，冷凍神経ブロック，電気刺激法，穿刺圧迫法などがあります。

米国の調査では，施設によって差はあるものの，神経ブロックを受けた患者の約50～80％に効果があった，と報告されています[7)]。

(1) 痛みが軽減する理由

神経ブロックが鎮痛効果を有する理由を以下に示します。

❶疼痛伝達経路の遮断

神経を麻痺させて痛覚の伝達を遮断します。神経破壊薬を用いる方法は，がん疼痛に対するくも膜下神経ブロック，内臓痛に対する腹腔神経叢ブロックなどが含まれます。

❷痛みの悪循環の遮断

痛みが感覚器を刺激すると，血管の収縮や副腎への刺激が促進されるとともに，脊髄反射路を介して交感神経や運動神経の興奮を生じます。それにより，筋が攣縮したり末梢の血管が収縮したりすることで，その部位の血流が低下し，酸素が欠乏することによって痛みの増強を招きます。痛みの悪循環は，持続的な痛みが反射的に脊髄の細胞の興奮を誘発するために生じます（図9-1）。

星状神経節や胸部・腰部交感神経節，腹腔神経叢の交感神経をブロックすることにより，この悪循環が断ち切られ，末梢血管を拡張させて循環を改善し，また交感神経を介した痛みの伝達が遮断され，鎮痛効果が得られます。局所麻酔薬による短期間の作用により，長期間の症状の改善が得られます。

❸異常筋運動の調節

筋の運動を調整することにより，筋・血管の収縮による痛みを改善します。

[*1] Gy：グレイ（gray）。"吸収線量"を示す単位「rad（ラド）」の国際単位系（SI：Le System International d'Unites．1 Gy＝100 rad）。

(2) 神経ブロック施行時に使用される薬物

❶ 局所麻酔薬

局所麻酔薬による神経伝達の遮断は，神経膜でのNaイオン（Na$^+$）の流入を阻害することによると考えられています（**図9-2**）。使用される主な薬物としては，プロカイン塩酸塩，リドカイン塩酸塩（キシロカイン®），メピバカイン塩酸塩（カルボカイン®），ブピバカイン塩酸塩（マーカイン®）があります。

局所麻酔薬による合併症としては，局所麻酔薬中毒，アナフィラキシーショック，心因性ショックがあります。

局所麻酔薬中毒は，薬物の大量使用あるいは患者の解毒機能の低下により血中濃度が高まった場合や，血管内に薬物が直接注入されてしまい，急激に血中濃度が上昇した場合に出現します。症状としては，まず不安，興奮，多弁，嘔気，嘔吐，頻脈，血圧上昇，末梢筋けいれんなどがあり，次いで全身のけいれん発作やショック状態となるため，適切な処置が必要です。

アナフィラキシーショックは，発赤，水疱，膨疹，咽頭浮腫，気管支喘息，ショック状態などの症状が出現しますが，起こるケースは稀です。

❷ 神経破壊薬

主に使用される薬物は，エチルアルコール，フェノール水溶液，フェノールグリセリンなどがあります。

エチルアルコールは，神経細胞内のタンパク質を凝固させることにより神経を破壊します。エチルアルコールを使用した場合は，灼けるような痛みなどのアルコール性神経炎の症状が出現するので，注意する必要があります。

フェノールも神経細胞内のタンパク質を凝固させることにより神経を破壊しますが，エチルアルコールと比較して神経炎の出現頻度が少ないことが特長です。自然治癒力による痛みの消失が期待できないがん疼痛の場合，神経破壊薬による神経ブロックが主流となります。

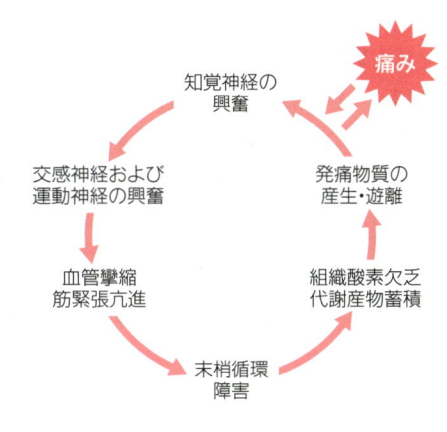

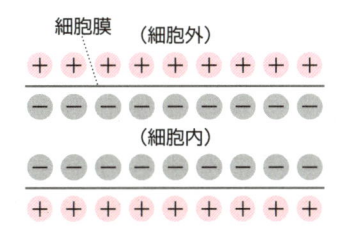

図9-1 痛みの悪循環

図9-2 局所麻酔薬の作用機序

ⓐ 正常時
ニューロンが興奮していない状態（正常時）では，細胞内は細胞外より陰性（マイナス）になっている

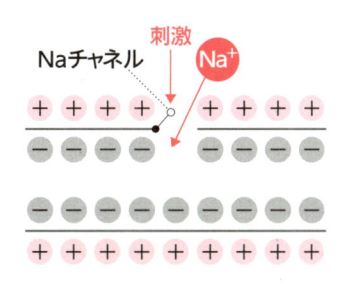

ⓑ 刺激時 → 脱分極
刺激が加わると細胞膜のNaチャネルが開き，細胞外のNa$^+$が細胞内に流入する

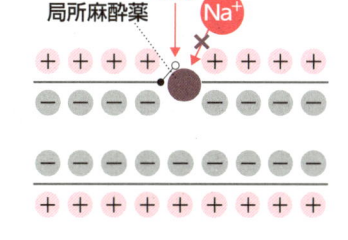

ⓒ 局所麻酔薬の作用時
局所麻酔薬はNaチャネルに作用し，Na$^+$の流入を遮断する

(3) 神経ブロック，交感神経ブロックの主な種類

交感神経幹は脊柱の両側に位置し，22～24個の交感神経節から成ります。交感神経幹は脊髄からの遠心性の神経だけでなく，内臓からの求心性の神経を受けるため，神経ブロックは痛みの伝達路を遮断するという直接的な効果がありますが，主体は血行改善や痛みの悪循環を断つことであると考えられています。

❶ 腹腔神経叢ブロック

腹部内臓を支配する交感神経を遮断する方法で，胃がんや膵臓がんなど腹部内臓に由来する腹部や背部の痛みに対して用いられます。この方法は腸蠕動の亢進作用があるため，便秘が解消される可能性もあります。

ブロック後，気胸，血圧低下，急性アルコール中毒が起こる場合があるため注意します。

❷ 胸部交感神経ブロック

胸部の交感神経幹と交感神経節を遮断する方法で，上肢や胸部の痛みに対して用いられます。

実施時の体位により多少異なりますが，ブロック後，神経損傷や神経炎，嗄声，気胸などが起こる場合があるため注意します。

❸ 腰部交感神経ブロック

下肢を支配する交感神経をブロックする方法で，下肢痛などに用いられます。

❹ 知覚神経ブロック

体動時痛は，新しく加わる刺激が侵害刺激となって起こる痛みで，主にAδ線維によって伝えられます。知覚神経ブロックを行うことにより知覚障害が必発するため，患者のQOLを十分考慮し，患者や家族と十分話し合って治療を行うかどうかを決定することが必要となります。

❺ くも膜下神経ブロック

くも膜下腔に薬液を注入して神経伝達を遮断し，併せて脊髄神経由来の疼痛を消失させる方法で，疼痛側の知覚神経が通る脊髄の後根を選択的に遮断することで，痛みを軽減します。

神経遮断薬を用いた場合は，ブロックの部位によって膀胱直腸障害や上・下肢運動障害，脊髄動脈障害が起こることがあります。

ブロック後，血圧低下や頭痛が起こる場合があるため，注意します。

(4) 神経ブロックを受ける患者の看護

❶ 痛みが神経ブロックの適応であるか，医師と検討する

痛みの原因が何であるか，痛みの程度はどのくらいなのか，といった疼痛の評価を行い，神経ブロックの適応となり得るかどうかを医師と十分に話し合います。神経ブロックは，患者にとって苦痛を伴う処置であるため，適応を注意深く判断する必要があるからです。

モルヒネ製剤の増量よりも神経ブロックを優先させるべき痛みとして，山室は，入浴やHot-packなどの温暖刺激により軽減・消失する痛みや，安静時には痛みがないけれども身体を動かすと出現する体動時痛をあげています[8]。このように，痛み自体の観察だけでなく，活動との関連を注意深く観察する必要があります。

また，出血傾向があったり，ブロックする部位に感染や炎症のような症状がある場合は禁忌であるため，十分な情報を収集するとともに，薬物，特に局所麻酔薬に対するアレルギーを確認しておくことも大切です。

❷ 神経ブロックに対する不安を軽減する

患者は，神経ブロックによって麻痺してしまうのではないかといった不安や，痛みのある部位やがんがある部分に神経ブロックを行うことに不安を感じることがあります。そのため，看護師は，実施される神経ブロックの手技や注意点，副作用について患者に十分に説明し，患者が納得したうえで治療を受けられるよう援助します。

❸ 治療に対して適切な介助を行う

急変時に備えて必要物品を整えることがまず必要です。また，ブロック中の重篤な合併症として，呼吸不全，血圧低下，痛みによる神経性ショックがあるため，急変時に適切に対応するための準備が必要です。よって，看護師は，使用される薬物の副作用やブロックの部位によって起こり得る合併症について，十分な知識を得ておく必要があります。治療中は常に患者の状態を観察しながら声をかけ，患者の不安を軽減するよう心がけるとともに，適切な体位をとれるよう援助します。

❹ 神経ブロック施行後，安静を保てるように援助するとともに，合併症の早期発見のための観察を行う

安静の必要性や安静を必要とする時間，具体的な安静度について患者に十分に説明し，協力してもらいます。

❺ 神経ブロックの効果の評価として痛みの評価を行う

神経ブロックにより患者の痛みが劇的に軽減した場合，早急にオピオイドの減量をする必要があります。したがって，神経ブロックの施行後は，特に注意深く患者の痛みについてのアセスメントを行います。

3 化学療法

(1) 痛みが軽減する理由

白血病や悪性リンパ腫に伴う痛みに対して，症状緩和目的で化学療法を行うことがあります。なぜ化学療法に鎮痛効果があるかについての根拠はよくわかってはいませんが，腫瘍縮小による神経圧迫の解除や，腫瘍自体の圧迫の解除による除痛効果などが考えられます[9]。

しかし，その効果は個人差が大きく，個々の病態によっても様々で，緩和医学の中では確立された治療とはいえないのが現状です。鎮痛効果を主な目的として化学療法を行うことは稀です。

(2) 化学療法を受ける患者への援助

痛みのある患者は，化学療法を受けることにより，さらに副作用による苦痛が増える可能性があります。そのため，看護師は少しでも患者の疼痛による苦痛を軽減することができるようにするとともに，副作用による苦痛を最小限にする必要があります。抗がん剤の副作用への対応については，多くの出版物で紹介されているので参考にしてください。

ここでは，痛みが加わる可能性のある口内炎，腹痛，肛門部痛について述べます。

❶ 口内炎

口内炎の発症は，薬の種類や栄養状態と密接な関係があります。原因としては，抗がん剤が分裂中の細胞に損傷を与えることにより口腔内の粘膜細胞が傷害され，結果として口内炎が出現すると考えられます。

口内炎が増悪する要因としては，口腔衛生が十分に保たれていないことや，義歯や歯ブラシによる刺激があげられます。よって，う歯がある場合はあらかじめ治療しておくことや，歯みがきとうがいを毎食後に必ず行うように説明します。

口内炎を起こしやすい代表的な薬物として，フルオロウラシル（5-FU®）やメトトレキサート（メトトレキセート®）などがあげられます。

❷ 便秘や下痢に伴う腹痛，肛門部痛

抗がん剤の種類によっては，自律神経に作用し腸運動を抑制することで便秘を引き起こしたり，腸管粘膜の萎縮や脱落のような粘膜障害，およびコリン作働性による腸の蠕動亢進によって下痢を引き起こす場合があります。

便秘に対しては，治療前から排便のコントロールに留意し，腹部・腰部の罨法，腹部のマッ

サージを行うことで排便を促します。

　下痢に対しては，薬物を積極的に使用するとともに，腹部の温罨法によって腸の蠕動を鎮静させます。また，下痢による機械的な刺激が肛門周囲の粘膜を損傷し痛みを出現させるため，下痢のコントロールを積極的に行うとともに，ウォシュレットなどで頻回に洗浄し，肛門周囲の皮膚を清潔に保つようにします。

4 手術療法

　治療目的や緩和目的での手術は，痛みを軽減したり，予後を改善したり，長期的に症状のない状態をつくり出すことが可能ですが，すでに腫瘍が切除不能の状態である場合もあります。治療目的の切除の場合，ペインマネジメントは通常副次的な目標であることが多いのに対し，切除しきれない腫瘍の緩和目的の手術の場合は，ペインマネジメントがしばしば主な目的の一つになります。なぜならば，がん疼痛の発生機序は様々で，手術により疼痛を軽減することが可能なケースもあるからです。

(1) 手術の適応となる疼痛

　手術の適応となるのは，主に胃がんによる消化管の狭窄や閉塞に伴う疼痛，バイパス術の適応となる管腔臓器の狭窄や閉塞に伴う疼痛です。そのため，手術の侵襲とその他の治療法の利点や欠点を患者や家族に説明し，理解したうえで選択してもらうことが重要です。

(2) 手術の方法と適応

　手術によって神経切断を行い除痛を得る方法としては，神経組織を破壊する方法（痛覚伝達路の遮断）と，神経を刺激する方法（下行性抑制系の活性化），下垂体を破壊する方法があります。

　神経の切断による疼痛緩和の方法は，いずれにしても，痛みが伝わるいずれかの部分で痛みの刺激を遮断することにより鎮痛効果を期待する方法です。神経切断の適応となるのは，現時点での治療が効果的でなく，耐え難い痛みがある患者で，施行後フォローアップできる人に限られており，痛みの種類も内臓痛で，求心路遮断性疼痛に限定されます。この手技は施設によって得られる効果に幅があるため，この方法を受けることが患者にとってメリットとなるかどうかを，患者・家族と十分話し合う必要があります。

5 鍼　灸

(1) 痛みが軽減する理由

　鍼麻酔は中国で開発された方法で，経穴とされる体表面上の決められたつぼを刺激することで鎮痛効果を得る方法です。鍼灸が鎮痛効果を発揮する理由として，温熱効果や刺激に対する内因性オピオイド（エンドルフィン）の分泌や，末梢神経の遮断効果，筋疼痛の解消などが考えられますが，詳細は不明です。

　利点としては，副作用が少ないことがあげられます。しかし，鍼刺入部の出血や血腫，感染がまったくないわけではないため，注意する必要があります。骨格筋などの運動疾患による疼痛や自律神経系のバランスの崩れに由来すると考えられる痛み，慢性疼痛に由来する筋緊張性疼痛などに特に効果があります。

(2) 鍼灸を受ける患者の看護
❶痛みが鍼灸の適応であるか
　アセスメントする

　痛みの原因が何であるかを十分評価し，鍼灸の適応の有無を医師と話し合います。

　適応となる痛みは，がん自体の痛み以外の肩

こりや腰痛，頭痛のような筋肉の緊張が痛みの原因と考えられるものが多く，ベッド上で安静を強いられている患者には有効な介入方法といえます。

❷鍼灸に対する不安を軽減する

患者は，痛みのある部位やがんがある部分に鍼や灸を行うことに不安を感じ，拒否することがあります。したがって，鍼灸を受けることで感じる不安について，患者とよく話し合う必要があります。

効果を十分に説明しても，なお消極的な場合は，その旨を医師に伝え，無理に勧めることは避けるようにしますが，患者が鍼灸師から具体的な説明を受けられるように調整し，不安の少ない方法や部位から開始するのも，不安を軽減する一つの対応となると思います。

❸患者の状態について鍼灸師と話し合う

痛みをもつ患者は，自分の痛みについて長時間説明することが苦痛になることがあります。そのため，患者はどのような種類の痛みを，どの部位に，どの程度感じているのか，鍼灸の治療をどう理解しているか，どのような不安を抱えているか，などの情報を鍼灸師に提供するとともに，現在患者が受けている治療について説明します。

❹治療後，治療部位の出血や血腫の有無を確認する

治療や病状により出血傾向がある患者は，治療後に特に注意して出血や血腫の有無を観察します。

■ 引用文献
1）羽田良洋：放射線による疼痛コントロール，カレントセラピー，14, 50-54, 1996.
2）Arcangeli, G. et al.：The responsiveness of bone metastases to radiotherapy—The effect of site, histology and radiation dose on pain relief, Radiotherapy and Oncology, 14(2), 95-101, 1989.
3）角 美奈子ほか：転移巣に対する放射線治療とインフォームド・コンセント，がん看護，2(1), 26-31, 1997.
4）加賀美芳和：骨転位の治療とその痛みに対する効果—放射線治療，がん看護，3(3), 174-176, 1998.
5）岡堂哲雄編：病気と人間行動，患者・家族の心理と看護ケア1, p.164-166, 中央法規出版, 1987.
6）武田文和，渡部孝子編：がん患者の痛みのマネジメント，JNNスペシャル51, p.82-83, 医学書院, 1996.
7）Jacox, A. et al. ed.：Management of Cancer Pain—AHCPR Clinical Practice Guideline Number 9, Agency for Health Care Policy and Research, p.95-99, U.S. Department of Health and Human Service, 1994.
8）山室 誠：薬物療法に併用される非薬物療法—がん性疼痛における神経ブロックの役割，がん看護，3(4), 305-306, 1998.
9）向山雄人：特集 がん患者のターミナルケア がん緩和医学—緩和腫瘍学の新たな展開，癌と化学療法，24(7), 776-784, 1997.

■ 参考文献
○ 花岡一雄，田上 恵：痛みの概念の整理，真興交易医書出版部, 1996.
○ 若杉文吉監：ペインクリニック—神経ブロック法, 医学書院, 1988.
○ Dodd, M.J.（大西和子訳）：がん治療の副作用対策—化学療法と放射線療法の副作用対策, 小学館, 1998.
○ 国立がんセンター中央病院看護部編：がん看護—看護診断と標準看護計画, 医学書院, 1998.
○ 国立がんセンター中央病院看護部編：がん専門看護—知識技術／看護診断／教育ポイント, 日本看護協会出版会, 1996.
○ 小野寺綾子，長場直子：治療によって引き起こされる痛みに対する看護介入—化学療法による痛み，がん看護，3(5), 371-376, 1998.
○ 並木昭義，松本真希編：疼痛管理エキスパートナーシング, 南江堂, 1995.

第10章 チームアプローチ

　がん患者の痛みは，身体的な痛みに加え，精神的，社会的，スピリチュアル的な痛みによって修飾されていることは，第3章「痛みの起こるメカニズム」でも述べました。身体的な痛みのケアとともに，質の高い精神面・社会面・スピリチュアルな側面へのケアを提供していくためには，包括的なアプローチが必要になります。しかし，医師や看護師だけで包括的なアプローチを行うには限界があり，薬剤師，医療ソーシャルワーカー（MSW），宗教家，精神心理学の専門家など様々な職種との協働が求められます。多職種による広い視野からの患者アセスメントを行うことで，患者を総合的にとらえることができ，適切なケアの方向性を見出すことができます。また，それぞれの専門家の高度な技術を用いた質の高いケアを提供することができます。

　多職種によるチームアプローチは，組織によっては簡単にできるものではないかもしれません。しかし，チームによる患者への直接的な介入が無理であっても，カンファレンスへの参加などによって意見を求めることはできますし，その調整を行っていくことが今後必要になると思います。

　本章では，他職種の多くの人々とともに働くうえで生じる問題を解決するヒントや，チームとしてうまく機能するための方策になると思われる事柄について述べます。

1 チームアプローチの特徴と課題

(1) チームアプローチの特徴

　近年，緩和ケアチームや緩和病棟の増加に伴い，多くの施設で，ケースカンファレンスに臨床薬剤師，MSW，病院牧師，精神看護専門看護師，心療内科医，ボランティアなどの多職種が参加し，一人の患者について話し合うことが

増えつつあります。様々な視点から患者をみてアセスメントすることによって，患者の全体像がより浮かび上がりやすくなりますし，病棟スタッフがどう関わってよいのか悩んでいるときも，専門家による適切なアドバイスによりケアの方向性がみえてくることがあります。このように，チームアプローチによって包括的なケアが提供できるばかりでなく，新たな看護の視点を見出すことにもなり，病棟スタッフの心理的な負担の軽減にもつながります。

今後，医療の高度化が進み，価値観が多様化する中で，複雑な問題をもつ患者や家族は増えてくるでしょう。また，在院日数の短縮化が図られる中で，効率的な問題解決が求められるようになります。複雑な問題を有する対象に対してチームでアプローチすることで，より早い時期に効果的な問題解決ができると考えられます。

(2) チームアプローチの課題

しかし，チームメンバーとの協働が，逆にトラブルの原因や頭痛の種となる場合もあります。いろいろな人とうまく意見の交換ができず，患者に対して「こうしてあげたい」という援助がなかなかできず悩んだり，チームメンバーとの関係がうまく構築できないために患者との関わりまでストレスに感じることはないでしょうか？　問題に取り組むうえで「やる気」があるかないかは，その結果にも大きく影響してくることから，人間関係に自分の「やる気」をそいでしまうような出来事が多ければ，結果として患者のためにもマイナスになります。

チームがうまくいかない原因には，コミュニケーションの不足，チーム内に存在するヒエラルキー，価値観や倫理観の相違，私情や感情の不十分なコントロール，チームで課題に向き合っているという意識や態度の欠如，コーディネーターの不足，越権行為，集団依存性と責任の所在の不明確化などがあります。このようなチームの特徴に関する問題を解決するためには，患者の問題を共通認識すること，疼痛緩和に関する共通の目標を設定すること，共通の目標に向けてチームメンバーのパワーを調整することを念頭に置き，冷静で広い視野に立ってチームがうまく機能しない原因を考え，対策を立てる必要があります。しかし，チーム内にはいろいろな人がいるため，早急な解決を急がず，粘り強く働きかけていくことが必要です[1]。

2　チームの中での看護師の役割

「チーム」とは，ある具体的なプロジェクトを遂行するために，比較的少数の個人がつくる集団を意味します。このチームがうまく機能するかどうかは，人数ではなく個人の能力や個性の組み合わせ方であり，このためにチームを構成するメンバーは，単独でも自立して活動できるほどの強力で個性的な能力を有することが求められます。竹内は，成功するチームの条件を，チームメンバーが優れた能力と個性をもった人であること，チームの抱く目的が適切であること，問題解決に至るまである程度のスピードを保つことができること，であるとしています[2]。そのため，看護師もペインマネジメントのチームの一員として加わる場合，看護師独自の優れた能力と個性をもったメンバーであることが求められます。

では，ペインマネジメントのチームメンバーとして看護師に求められる独自の役割とは，いったい何でしょうか？

(1) 常に患者の立場に立ち，寄り添う存在であること

まず，看護師は，常に患者の立場に立ち，患者に「寄り添う存在」（擁護者）であることがあ

げられます。なぜなら、看護師は患者の療養生活全般に関わることを専門とする職種であり、看護師は他のチームメンバーよりも、痛みで苦しんでいる患者と多くの時間をともにしているからです。

患者は、医師と話すときに身構えて話しがちですが、看護師には何気ない日常生活の会話の中からペインマネジメントに必要な情報を収集することが可能です。そのような情報が、ペインマネジメントを行ううえでは特に重要です。

(2) 患者の代弁者であること

また、看護師はときに患者の代弁者としての役割が求められます。この役割は、痛みのコントロールの中心は患者であり、患者自身が痛みの評価についての最終的な決定者であり、患者が痛みのコントロールの方法を決定し、痛みとともに生きるか、または痛みなしに生きるかを決定するのは患者本人である、という考えに基づいています。

しかし日本では、「先生にすべてをおまかせしている」というように、自分のすべての決定権を医師という相手に委ねることによって問題を解決してもらおう、という考え方の患者・家族もいます。そのため看護師は、患者に対して患者の権利・義務として主体的に治療の決定に参加することの大切さを説明するとともに、自らの希望を自分で医師に言えない患者のために、患者の希望を医師に伝え、ペインマネジメントに必要とされる情報が円滑に伝わるように心を配らなくてはなりません。

(3) 患者とともに痛みの緩和方法を実施し、その結果を評価すること

さらに、患者とともに痛みを緩和するための方法を確実に実施し、その結果を評価することも、看護師の重要な役割です。目標とする痛みのレベルを患者とともに話し合い、その目標が実行可能かどうかを他職種のチームメンバーを交えて話し合い、実行可能な目標に修正し、修正した目標を患者に説明し、同意を得ます。そして、目標達成のために必要となる痛みを軽減する方法を患者や他のチームメンバーと話し合い、選択可能な方法を患者に提示し、患者が自分の望む方法を選択できるよう援助することが重要です。

それから、実行されたペインマネジメントの方法はどの程度の効果があったかを患者とともに評価し、その結果を他職種のチームメンバーに伝達し、修正の必要性を話し合います。

(4) 患者の痛みが最小限になるように環境を整えること

最後に、患者の痛みが最小限になるように環境を整えることも、看護師の重要な役割です。例えば、活動によって増強する痛みに対して、看護師は具体的にどういう身体の動きによってどの程度痛みが増悪するのかを十分観察し、患者と話し合いながら、どの日常活動にどの程度の援助を行うかを決定します。

以上のように、他職種と協働しうまく機能するために、看護師は、看護独自の役割において十分な能力を発揮することが求められます。そのために必要とされる知識や技術を、スキルアップすることが大切でしょう。

3　痛みの情報の効果的な伝達方法

24時間患者の側にいる看護師は、患者の「痛い」という訴えをいちばん早く繰り返しキャッチできる立場にあります。よって、看護師が患者が感じている痛みをありのままにとらえ、それをチームメンバーに客観的に伝達し共有できれば、ペインマネジメントがより容易に行える

ようになります。アセスメントの方法については第4章を参照していただき，ここでは他のチームメンバーにどのような方法で痛みを伝えるとより情報を共有することができるかについて述べます。

本来，医療者は，基本的に観察や測定が可能な客観的な情報を扱うことがほとんどで，痛みのようにまったく主観的で，客観的な方法により直接測定することが不可能な情報を扱うことは稀であり，苦手としている人が多いと思います。そのため，患者自身から得た情報を正しく伝えるための前提として，まず看護師が患者の痛みの訴えをありのままに受け入れる姿勢を示すことが必要です。「この患者は痛いって言っているけど，ちっとも痛そうにみえない」という先入観で患者と関わっていては，正確な痛みの情報を得ることや，その情報を他の医療者に正確に伝えることは不可能だからです。

(1) 記録として残す

チームメンバーで同じ情報を共有するための工夫としては，まず，痛みの情報を記録として残すことがあげられます。国立がん研究センター中央病院で用いられている疼痛のアセスメントチャートを図10-1に示しました。このような形式で看護師が情報を収集することで，経時的に情報を収集することを可能にします。痛みという主観的な情報を客観的に把握できるようにするための工夫として，VAS（Visual Analog Scale）やVRS（Verbal Rating Scale），フェイススケールといった尺度（ペインスケール）を用います（第4章 p.29「(3) ペインスケールを用いて痛みの強さをアセスメントする」参照）。

また，いかに痛みの情報を客観的に記録として残すかについての工夫も行います。記録にはその他，睡眠や休息，食欲，活動のように痛みが影響すると考えられる情報や，鎮痛薬による副作用も併せて書き込み，情報を共有できるようにします。

(2) 患者の言葉そのもので痛みを伝える

次に，患者の感じている痛みを患者の言葉そのもので伝える方法があります。チームメンバーに患者の痛みによる苦痛を直接的に伝えたい場合，看護師の言葉として話すよりも，患者の言葉を用いて「○時○分ごろ，△△さんは□□と言っていました」と伝えることで，より看護師の主観を交えないリアリティのある伝達が可能となります。この際，体位や身体の動きのような日常生活との関連を十分考慮することが重要です。

この方法は，直接情報を伝達する場合により効果的ですが，記録として用いるには，記載に必要な時間がかかりすぎることが欠点としてあげられます。

(3) チームの話合いの場に患者に参加してもらう

最後に，チームメンバーとの話合いの場に患者本人に参加してもらう方法があります。この方法は，患者の主観である痛みが参加したチームメンバーに直接伝わることで，より共通の認識を得やすいという利点がありますが，場面や患者によってかなり限定されるため，実際に行われることはきわめて稀です。

4 アサーティブな意見の交換

チームメンバーの一員として看護師がペインマネジメントに関わる際，患者から得た痛みに関する情報を伝達するだけでなく，看護の専門家として独自の意見をチームメンバーと交換する必要があります。その際，お互いのコミュニケーション不足や話合いの能力の欠如などにより，つい感情的なお互いの批判になってしまう

国立がん研究センター中央病院（TEL 03-XXXX-XXXX）
薬剤部（内線 XXX）

カード番号＿＿＿＿＿＿＿＿　お名前＿＿＿＿＿＿＿＿様　平成　　年　　月　　日

次回，来院時にこの用紙を主治医である先生にお渡しください

月 ／ 日		／	／	／	／	／	／	／	／	／	／	／	／	／	／
のんだ時間															
のんだ錠剤の数	きいろ (10)														
	むらさき (30)														
	だいだい (60)														
追加した痛み止め															
痛みの程度	5 4 3 2 1 0														
下剤															
お通じの有無															
ねむけの程度	3 2 1 0														
吐き気止め															
吐き気の程度	3 2 1 0														
備　考															

図10-1 | 疼痛のアセスメントチャート

（国立がん研究センター中央病院）

10

ことがあります。この状況を避け，効果的な意見交換を行うためには，アサーティブな態度が求められます。

"アサーション"とは，「自分の意見や考え，要求，気持ちなどを率直に，正直に，その場の状況にあった適切な方法で述べること」で，これは単に自分の言いたいことを主張するということでなく，自分の立場とともに相手の立場も尊重しながら意見を交換しようとする方法です。この考え方と技法は，1950年代に米国で人間関係の問題をもつ人にカウンセリングをする際の行動療法の一つとして開発されました。

アサーティブな自己表現を行うことで，自分と相手の違いが明らかになり，葛藤を生じることもありますが，すぐに自分が折れて相手を優先したり（非主張的自己表現），相手のことを考えずに自分の意見を押し付けたり（攻撃的自己表現）するのではなく，面倒がらずに自分の意見を表現しながら相手の意見にも耳を傾けることで，お互いに歩み寄ることができ，結果として双方にとって納得のいく結論を出すことができるようになります。また話合いの過程における創意・工夫によって，一人で判断するよりも満足のいく妥協案を探り出せるかもしれません。

では，どうしたらアサーティブな自己表現ができるのでしょうか？

平木は，

① 自分の気持ちや言いたいことを明確に把握すること
② 結果や周囲の反応を気にしすぎず，自分の気持ちを適切に表現できるかどうかに焦点を当てること
③ アサーションは基本的人権の一つであることを理解すること
④ ものの見方や考え方をアサーティブにすること
⑤ アサーションのスキルを習得すること
⑥ 非言語的なコミュニケーションにアサーションを取り入れること

の6点をあげています[3]。

以下に，平木が述べているこの6点について，具体的に取り上げます。

(1) 自分の気持ちや言いたいことを明確に把握すること

「何だ，簡単なことだ」と思われる方がいるかもしれません。しかし，ふだんの生活の中で素直に自分を表現する機会は少ないため，意識して努力をしないとなかなか把握することは難しいものです。特に感情が高ぶっている場面で，自分の気持ちや言いたいことを冷静に把握するのは至難の業です。しかしそういう場面ほど，アサーティブな自己表現が求められます。

感情的になってしまった場合，一度冷却期間をおくなどの方法で自分の感情や意見を整理し，改めて話し合うことも，アサーティブな自己表現を行うためには必要かもしれません。また，話をしている途中は自分の声のトーンや口調に注意を向けることで感情的になることを防いだり，あらかじめ言いたいことを整理し，記述したりすることも効果的かもしれません。

(2) 結果や周囲の反応を気にしすぎず，自分の気持ちを適切に表現できるかどうかに焦点を当てること

「うまく伝わらなかったらどうしよう」などと結果を気にしすぎず，自分の気持ちを表現することに集中します。そのためには，いかに自分を冷静に保つことができるかが重要となります。自分を冷静に保つ方法としては，個々によって様々な方法があると思いますが，まず自分が他の人とどういうコミュニケーションをとっているか，その特徴を把握することが前提となります。

ふだん何気なく交わしている会話を紙に書い

てみると，今まで思っていた自分とはちょっと違う自分がみえることもあるため，一つの方法としてお勧めしたいと思います。

(3) アサーションは基本的人権の一つであることを理解すること

言論の自由は誰に対しても保証された権利であり，アサーションは相互尊重の立場で行う自己表現であるということです。

アサーションにまつわる基本的な権利としては，以下のようなものがあります[4]。

①自分の感情と意見をもち，それを表明する権利
②敬意を払われ面目を保つ権利
③直接，人に耳を傾けてもらい，まじめに取り上げてもらう権利
④自分にとって大切なものをはっきりさせる権利
⑤申し訳ないと思わずに「No」と言う権利
⑥欲しているものを求める権利
⑦自分自身の時間，身体，財産をどうするかを決める権利
⑧失敗し，それに対して責任をとる権利
⑨自分の意見を主張しないでいる権利　など

(4) ものの見方や考え方をアサーティブにすること

日頃の自分のものの見方や考え方は，アサーティブなコミュニケーションに影響します。まず，自分の考え方やものの見方，ふだんのコミュニケーションの方法を知ることが重要です。そして，その考えや見方が，単に自分自身の常識や思い込みからきているのではないかどうかを，改めて自分に問うてみましょう。

多くの人が抱きやすい非合法的思い込みとしては，「人は，誰からも愛され，常に受け入れられるようであらねばならぬ」「人は，完璧を期すべきで失敗をしてはならない」「思い通りに事が運ばないのは致命的なことだ」「人を傷つけるのはよくない。だから，人を傷つけるような人は責められるべきである」「危険で恐怖を起こさせるようなものに向かうと不安になり，何もできなくなる」などがあります。

そして，言い方や考え方をちょっと変えてみるような訓練をふだんから行ってみてはいかがでしょうか。例えば，医師との会話で思わず口げんかになった場面を落ち着いてから思い返し，相手の言葉をどうとらえればけんかにならなかったのか，どうすればけんかにならず意見を交わせるか，などについて，いく通りか考えてみるのもよいと思います。

(5) アサーションのスキルを習得すること

和泉らは，日本でのアサーティブなスタイルとして，「互いに了承する意思決定であり，認

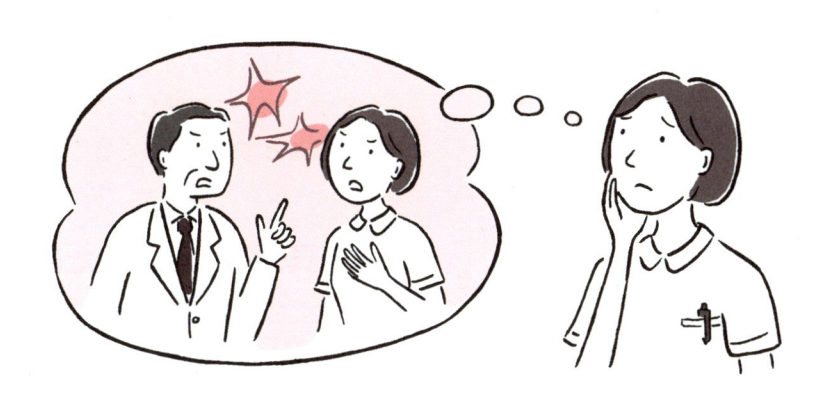

知的にも感情的にも互いの意見を反映して一致できるように働きかける問題解決が特徴である」と述べています。コミュニケーションスタイルとしては，相手を立てるような言い方，角の立たない言い回し，直接的に言葉で表現しないけれども相手が気づけるような言い方をし，自分にも相手にも心地よい状況をつくることにあるとしています[5]。

　言葉では「なるほど」と思うのですが，意見が対立している場面で用いるのはなかなか困難を伴うことから，自分のコミュニケーションを意図的に評価したり，上手な人のコミュニケーションスタイルをみて学習する必要があります。

(6) 非言語的なコミュニケーションにアサーションを取り入れること

　コミュニケーションには，言語的な情報の提供だけでなく，目や耳からの情報はもちろんのこと，身体全体を通して伝えられる言葉以外の情報も重要となります。ヒステリックに叫んだときと，落ち着いた雰囲気を心がけて話したときでは，同じ言葉でも相手への伝わり方が異なることを想像していただければ，非言語的なコミュニケーションの重要性がおわかりいただけると思います。

　例えば，声に温かみをもたせ，自信にあふれているけれども柔らかく穏やかさをもたせる，視線はじっと合わせるわけではないけれども適度に目をみるようにし，相手が気づくまで待つだけの余裕をもつ，などがあげられます。ぜひ試してみてください。

　以上のことから，アサーションには，まずふだんの自分のコミュニケーションの方法を鏡に映してみているつもりで客観的に知ること，そしてふだんのコミュニケーションをアサーティブにする方法を考え，以降の日常のコミュニケーションに活用してみることが大切ではないでしょうか。

　近年では"看護の主体性"が注目されることも多いのですが，主体性を強調することが，相手を非難したり，攻撃したりすることでは決してないと思います。

　小島は，「看護の主体性の発揮には，相手の主張を理解し認めつつ，自分の主張を理解してもらうことが必要であり，そのためには自分の責任を明確にすることと，相手のよい面，リソース（成果を得るのに役立つ状況，情報，考え方，人，もの，財源など）を発見して尊重することが重要である」と述べています[6]。つまり，せっかくよい看護を実施しようとしても，他のチームメンバーとのコミュニケーションが不足すれば，メンバー間での対立を生じ，よい結果を得ることはできず，逆にせっかくのよい看護が他の人にはうまく活用されないという，非常にもったいない結果を生んでしまうこともあるのです。

　日常交わしているさりげない会話を，ちょっと点検してみてください。ちょっとした点ですが，自分の主張を相手にスムーズにわかってもらうためには，相手のプライドを傷つけないようなコミュニケーションの方法を選択し，相手の立場をきちんと認めて話をすると，話がスムーズに進むことが多いと思います。

　また，どうしてもうまくコミュニケーションがとれない場合には，無理をせず"人を変える，時間を変える，場所を変える"方法で自分もちょっと一息入れ，冷却期間をおくことをお勧めします。相手に理解してほしいことが，怒りが加わることで逆に伝わらなくなるからです。

5　具体的な治療のための調整

　チーム医療を行うためには，多くの人が関わ

ることで混乱することのないような調整役割が必要となります。いわゆるチームの中の舵取り役です。このチームリーダーの役割は，日本では多くの場合，医師がとることが多いと思います。しかし，医師は一人の患者の側にいることに多くの時間を割けないため，ときには患者の側に24時間存在することのできる看護師がチーム内の調整を行う役割を担う必要が生じます。

McClureとNelsonは，看護師の役割として，「ケア提供者の役割」と「インテグレーター（統合者）としての役割をあげていますが，中でも「インテグレーター（統合者）は，患者・家族・ヘルスチーム間のコミュニケーションの円滑化を図るという看護の重要な役割である」と述べています[7]。

ペインマネジメントのために組織されたチームは，患者，家族，主治医，看護師，麻酔科医，薬剤師，場合によっては放射線科医，外科医といった各専門分野のエキスパートで構成され，それぞれの立場から患者のもつ痛みを軽減させるための働きかけを行っています。しかし，「痛みを軽減する」という目標により効率的に働きかけるためには，どの人が，どのような目的（意図）で，どのような行動を起こしたかについて他のチームメンバーに伝達し，調整することによって，メンバー全員が同じ方向を向いてペインマネジメントに関われるようにすることが必要です。そのためには，チームメンバーの役割や立場を理解し，配慮することが重要です。忙しいときや空腹時のようにゆっくりと何かを考えられないときに相談事をもちかけられれば，誰でも気分を害するでしょうし，そのようなときに相談しても利益を得られないことのほうが多いものです。伝達する情報の内容（情報の提供か，指示を要求するものか，相談が必要なものか，など）を吟味するとともに，チームメンバーの行動パターンを把握し，相手の身になって，「いつ」「どのような場所と方法で」伝達することが最も効果的かを考えれば，調整がよりうまく行えると思います。また，たとえうまくいかなくても，あまり落ち込まないことです。

"伝達"は，相手が受け取ってくれなければ，自分がいくら努力しても"伝わる"ことはないのです。10回のうち1回でもうまくいったら，うまくいったことを喜んだほうがストレスは溜まりません。伝わらなければ，仕切り直しをして，もう一度挑戦すればよいのです。

■引用文献
1) Crisham, P.：看護介入の倫理的道徳的ジレンマの解決．Snyder, M.（尾崎フサ子，早川和生監訳）：看護独自の介入―広がるサイエンスと技術，改訳新版，p.26-49，メディカ出版，1996.
2) 竹内靖雄：チームの研究―成功と失敗の人間学，p.12-39，講談社現代新書，1999.
3) 平木典子：アサーショントレーニング―さわやかな自己表現のために，日本・精神技術研究所，1993.
4) 井部俊子：看護という仕事―実践，管理，研究への提言，p.293-306，日本看護協会出版会，1994.
5) 和泉成子ほか：アサーティブとノンアサーティブ，看護管理，8(3), 162-167, 1998.
6) 小島通代：主体性から「互尊」へ，週刊医学界新聞，第2332号，1999年3月29日．
7) McClure, M.L., Nelson, M.J.：80年代の病院看護はどのような局面を迎えつつあるか，インターナショナル・ナーシング・レビュー日本語版，7(2), 39-42, 1984.

第11章 退院調整と自宅で活用できる諸サービス

　入院期間の短縮化やがん診療の外来への移行を受け，疼痛を有する患者も入院を長期間継続するのではなく，早期に疼痛をコントロールし，自宅へ退院したり，外来通院などで在宅療養のままペインコントロールをしたりすることも多くなってきました。このため，入院期間だけでなく，外来通院や訪問看護などを利用して自宅で生活する患者・家族への援助がますます重要となっています。

　自宅で生活するということは，患者自身ができる範囲で家族としての役割を果たす必要があり，自立した自分らしい生活を患者自身が調整する必要が生じます。自宅でのペインマネジメントを成功させるには，ペインマネジメントに必要な情報が適切にやりとりされること，必要となる諸サービスが十分に活用できることに加え，患者や家族が抱く不安に対して医療者が十分に援助を提供することがキーポイントになります。

　本章では，入院中の患者・家族に必要とされる退院調整の方法と，患者・家族が自宅でペインマネジメントを行うために活用可能な諸サービスについて述べます。

1　入院中の退院調整

(1) 退院調整の必要性

　退院調整とは，病院を退院した後，患者や家族がその生活において困らないように，医療や介護が連携して医療提供システム全体を円滑に機能させていくことです。2006年に「良質な医療を提供する体制の確立を図るための医療法の一部を改正する法律」が成立し，急性期病院では急性期医療に特化したサービス提供が期待されるようになりました。これにより，急性期を脱した患者には，地域にある医療や介護，福祉といった社会資源との連携を強化し，退院後

もサービスを継続させることが必要となってきました。入院中は痛みが緩和されている患者でも，自宅での生活を考えると様々な困難にぶつかることがあります。痛みが完全に取れていないのに大丈夫だろうか，この状態で本当に家に帰れるのか，病院を追い出されるということではないか，などというような不安を感じる患者や家族もいると思います。

また，入院期間の短縮化から，急性期病院の平均在院日数は2週間をきることが多いため，入院直後からの退院調整が必要となっています。しかし，患者や家族にしてみれば，「よくなってから退院を考えたい。痛いときに退院後のことを言われても考えられない」という場合も多いようです。よって，ペインマネジメントのどの時点で退院し，自宅に帰ることになるかを十分吟味し，患者・家族と共通に理解する必要があります。

一般病院を対象とした2007年度の調査では，"長期入院患者で「がん・悪性疾患」の患者は，他の疾患の患者より有意に入院期間が長い"という結果が得られています。このことからも，ペインマネジメントと並行して退院の調整をする必要があるといえます。

(2) スクリーニングと援助

患者・家族がどのような状態で退院したいと考えているのか，現実的に退院はどのようになったら可能か，患者本人の身体的・精神的能力はどの程度か，家族の経済力・サポート力はどの程度か，などに関する情報を早期に収集し，多職種によるカンファレンスなどを通して多くの視点でアセスメントを加え，必要な援助の調整に関する計画を立てていきます。社会保険中央総合病院で現在用いられている入院から退院までの流れを示すフローチャートを図11-1に示します。このようなフローチャートの活用は，看護師が入院初期から退院までの援助を行う際

の助けになるので，参考にしてください。

また，情報には患者・家族の主体的な参加が欠かせません。患者だけでなく家族がどのような生活を送っているのか，患者本人の介護をどの程度したいと考えているのか，などを確認するようにします。

さらに疼痛のマネジメントがどの程度可能かを考え，自宅療養に移行できるタイミングについて，医療者だけでなく，患者・家族と共通の認識をもつ必要があります。がん疼痛を有する患者の症状は進行することも多く，時期を逃すと自宅に帰ることが困難になる場合もあるからです。

2 自宅でのペインマネジメントに必要な調整

(1) 自宅での生活にあわせて，疼痛マネジメントを行う

疼痛が完全にない状態への調整が難しい可能性を考え，どのレベルの疼痛であれば自宅退院が可能かについて，患者や家族と話し合う必要があります。

そして，自宅での使用方法や取り扱いがより簡便な薬物を調整し，患者や家族ができるかどうかを見極めます。例えば，定期的にオピオイドを服用することが可能かどうかを確認し，不可能であれば貼付剤や坐剤などの投与方法に変更する必要があるでしょう。また，定時のオピオイド使用では取りきれない痛みに対してどのように対処するのか，どの程度の間隔で使用可能か，オピオイドの副作用が出現した場合の対応などを説明し，理解の程度を確認します。

次に，自宅でのペインマネジメントを，誰が，どのようにしてフォローするかを決定します。外来通院が可能であれば，入院している病院での外来フォローが可能でしょうし，患者の居住地や容態によっては，地域の医療機関や訪問看

退院調整患者のスクリーニング

病棟看護師

1. 対象患者
   ① クリニカルパスを使用しない患者
   ② バリアンスが生じクリニカルパス使用を中止した患者
   ③ 一泊入院・検査入院の患者は対象外とする
2. 入院後48時間以内もしくはクリニカルパス使用を中止してから48時間以内に診察前問診をとった看護師または担当看護師が退院調整ハイスクリーニングシートのチェックをする
3. ハイリスク群にチェックが3個以上ついたら，病棟の継続委員または科長に退院調整ハイスクリーニングシートを提出する
4. 退院調整ハイスクリーニングシートが提出されたら，継続委員と病棟スタッフが退院調整を開始する

退院調整開始

病棟看護師
病棟継続委員

1. 情報収集
   ① 患者・家族と面談し，現状や抱えている問題を把握する
   ② 患者・家族が希望する退院先やそれに関する考えを把握する
2. 退院調整の同意を患者・家族に得る
   ① 予測される退院時期・状態と退院調整の必要性を説明し同意を得る
3. 介護保険の手続き
   ① 患者がすでに介護保険を受けている場合は，担当の介護支援専門員（ケアマネジャー）に早い時期に連絡をとる
   ② 介護保険認定や変更の必要な場合は，早めに審査を受けるよう説明する。必要に応じて医療ソーシャルワーカーに依頼する

病棟カンファレンス

主治医
看護師
院内関係者

1. 主治医が診断や予後を決定した時点で開催し，病棟看護師が内容を記録する
2. ニーズのアセスメント・問題を特定し，拡大カンファレンスの必要性や参加者の決定を行う

拡大カンファレンス

患者・家族
主治医・看護師
院内関係者
退院先の関係者

患者・家族・医療者・退院先の関係者と話合いを行い以下を決定，病棟看護師が内容を記録する
   ① 退院先の選定や諸サービスの活用方法
   ② 療養指導計画
   ③ 家族指導計画
   ④ 社会資源の紹介　等

ケアプラン立案・実施・修正

病棟看護師
介護支援専門員

1. 患者・家族にケアプランを説明し，同意を得る
2. 患者・家族への教育，指導
   自宅退院の場合，必要な介護機器レンタル導入を検討する
3. 退院先との連絡，調整，引き継ぎ
   ① 自宅の場合→居住先を管轄する保健センターや在宅介護支援センターの介護支援専門員・訪問看護師　等
   ② 施設や病院の場合→ケアの責任者
4. 引き継ぎの前に患者・家族に了承を得る
5. 患者と家族の概要，退院計画として把握した情報，ニーズとケアプラン，実施状況を資料化して伝える
6. 退院時の車の手配を行う

退　院

退院後フォローアップ

医療連携室看護師
担当外来看護師

1. ケアプランの評価
2. 必要に応じて外来にてフォロー

図11-1　退院調整フローチャート（案）

（社会保険中央総合病院）

護サービスにフォローを依頼する必要があるでしょう。

オピオイドは，麻薬施用者免許をもつ医師の処方に基づき，麻薬管理者がいる医療機関や調剤薬局で調剤されます。このため，地域でこのような免許を有する在宅医や調剤薬局を探す必要もあります。また，注射薬として麻薬を使用する場合は，診療報酬の在宅療養指導管理料の一つである「在宅悪性腫瘍患者指導管理料」の枠組みに従い，「薬液が取り出せず，患者等が注入速度を変えることができない構造の携帯型ディスポーザブル注入もしくは輸液ポンプに生理食塩水等で希釈の上充填する」必要があります。そのため，どのような方法でオピオイドを使用するかとともに，必要かつ利用可能な器材の選択・調達が必要となります。

(2) 受診のタイミングと，受診時に用意する情報に関する説明を行う

必要に応じて，どの医師に，いつ受診するかという具体的な日時を患者・家族と相談するとともに，受診時に医師に伝えたほうがよい情報について説明します。外来受診時には，痛みの経過やレスキューの使用頻度，また吐気・眠気・便秘のような副作用に関する情報を的確に医師に伝えられることが，その後のペインマネジメントを円滑に進めるために必要だからです。そのため，情報を記録するなどの方法で，経過が客観的に理解できるよう，情報の伝達方法について患者や家族と話し合います。図10-1（p.115）は国立がん研究センター中央病院で用いている記録用紙です。参考にしてください。

外来では，情報提供は主に医師から行われていますが，患者自身が必要とする情報を十分得られていないと感じているケースが多いようです。そのため，医師とどのようにコミュニケーションをとったらよいかについて，患者や家族と話し合うのもよいでしょう。具体的には，質問や疑問点は紙に書いて持参したり，一人で医師の説明を受けず可能ならば家族に同伴してもらう，医師だけでなく看護師にも相談してみる，などを患者や家族に勧めてみてはいかがでしょうか。その際，「先生や看護師さんは忙しそうで，自分のために手間をとらせるのは申し訳ない」と考えてしまう患者・家族の気持ちを十分にくみ取り，そのうえで，痛みの管理を自分でするためには，自分が受けている治療に関して質問し，理解することが重要であることを説明します。

また，定期的なオピオイドの使用ではペインマネジメントが困難になった場合や，オピオイドの副作用がコントロールできない場合，体調が思わしくない場合などには，臨時に医師の診察が受けられることを保障し，具体的な方法を説明する必要があります。自宅と病院が距離的に遠い場合や受け入れが困難な場合には，自宅近くの病院にあらかじめ受診し，緊急時に受け入れてもらえるような関係づくりが必要となります。緊急で病院を受診したい場合は，どのような手続きが必要かを前もって説明することで，いざという場合，患者や家族が混乱しないように配慮します。

(3) ペインマネジメントに関する情報を取得する方法を紹介する

最近では痛みに関する本やパンフレットが増えてきました。インターネットを用いた情報提供も行われるようになってきているので，希望者には，医療関係のホームページを紹介するのもよい情報源となるかもしれません。

例えば，痛みのマネジメントについては"痛みの緩和について考える JPAP（Japan Partners Against Pain）"（http://jpap.jp/），在宅ケアに関する総合情報は"日本ホスピス・在宅ケア研究会"（www2.toshiseikatsu.net/hospice/），病院を探す場合は"WAM NET"（www.wam.go.jp），

施設で受けるホスピスの情報は"日本ホスピス緩和ケア協会"（www.hpcj.org），病気とともに生きる仲間を探すには"がんサポートコミュニティー"（www.csc-japan.org），病気に関する情報は"国立がん研究センターがん情報サービス"（ganjoho.jp）や"がん研究会"（www.jfcr.or.jp）などがあります。参考になさってみてはいかがでしょうか。

3 在宅療養で必要となる社会資源の活用

(1) 訪問看護システムや医療制度についての情報を提供する

　社会資源とは，「社会的ニーズを充足するために活用できる，制度的・物的・人的な分野における諸要素，または関連する情報。具体的には，制度，機関，組織，施設・設備，資金，物品，さらに個人や集団が有する技能，知識，情報などである」[1]とされています。がんに罹患した患者・家族は，治療に伴う金銭的な負担が大きいことに加え，病状の悪化により多くの援助がソフト面でもハード面でも要求されます。このため，少しでも負担が軽減できるよう社会資源に関する情報を提供し，必要に応じて調整します。

　特に，2000（平成12）年度にスタートした介護保険制度では，65歳以上の人および40歳以上65歳未満の人で「特定疾病（がん末期を含む）」に該当する患者は，状況により介護認定を受けることが可能になりました。この制度を活用すると，家で暮らすうえでの便利なサービスが，通常は総費用の1割で受けられることになります。

　また，今後在宅での医療が必要となると予想される場合は，2006年よりスタートした在宅療養支援診療所（24時間，医師または看護師が連絡を受けて訪問を行う医療機関）や訪問看護の利用を考えるように説明し，早めに居住地区の情報を収集することを提案したりします。

(2) 必要な器材の貸し出しを手配する

　オピオイドは，薬物管理の必要性から，処方を受ける病院で器材を貸し出したり，民間のレンタルサービスを手配したりします。患者や家族に，器材の使用方法や，チューブの閉塞，薬液漏れ，アラームなど考えられるトラブルやその対処方法について説明します。

　貸し出しを受けるにあたっては，健康保険の適応か，適応外かを確認します。一般的に，病院を通じてレンタルするほうが，患者のコスト負担は少ないようです。いずれにせよ，故障時の対応や緊急時の対応，薬物の処方場所についてきちんと確認しておくことが必要です。

■引用文献
1）秋元美世ほか編：現代社会福祉辞典, p.189, 有斐閣, 2003.

■参考文献
○ 全国訪問看護事業協会監：ナースのための退院調整—院内チームと地域連携のシステムづくり，日本看護協会出版会, 2007.

用語の解説

NRS（*Numeric Rating Scale*）
▶数字で痛みの強さを表現するスケール。0＝「痛みなし」，10＝「最悪の痛み」とするものが多い。その他，0〜5，0〜100までのスケールもある。

NSAIDs（*Non-Steroidal Anti-Inflammatory Drugs*）
▶非ステロイド性抗炎症薬のこと。〔enseidz（エヌセイズ）〕と読む。代表的な薬物はロキソプロフェンナトリウム水和物（ロキソニン®），インドメタシン（インダシン®ほか），ジクロフェナクナトリウム（ボルタレン®ほか），イブプロフェン，ナプロキセンなど。

PCA（*Patient-Controlled Analgesia*）
▶「患者管理鎮痛法」と訳される。痛みがあるときに，患者が自分で鎮痛薬を追加使用できるシステムのこと。コンピュータ内蔵のポンプやディスポーザブルのバルーンに追加注入できる回路がついたものなどがある。患者にとっては，いつでもレスキューが自分で使えるという安心感がもてる。

VAS（*Visual Analog Scale*）
▶10 cmの線の左端を「痛みなし」，右端を「最悪の痛み」として，患者に印を付けてもらい，痛みの強さを測るスケール。

VRS（*Verbal Rating Scale*）
▶痛みの程度に関する表現の中から適当なものを選択するスケール。「痛みなし」「軽度」「中等度」「強度」「最悪の痛み」などの表現がある。高齢者などには理解しやすいが，表現が限られていることが問題点として指摘されている。

WHO 3段階除痛ラダー（*WHO 3-Step Analgesic Ladder*）
▶鎮痛薬を強さによって3群（非オピオイド，弱オピオイド，強オピオイド）に分け，段階的な使用順序を示した段階図。WHOが1986年に発表し，その後世界に普及している。

オピオイド（*Opioids*）
▶オピオイド（麻薬）受容体に結合するすべての薬物を指し，天然物（モルヒネ，コカイン）と合成品（フェンタニルなど）の総称。モルヒネ塩酸塩／硫酸塩，フェンタニル，オキシコドン塩酸塩，コデインリン酸塩，ブプレノルフィン塩酸塩（レペタン®），塩酸ペンタゾシン（ペンタジン®）などが代表的である。
▶主なオピオイド受容体には，μ（ミュー），κ（カッパー），δ（デルタ）の3種類がある。モルヒネ，フェンタニル，オキシコドンなどはμ受容体に結合する。ブプレノルフィン塩酸塩はμ受容体の部分結合薬，塩酸ペンタゾシンはκ受容体の結合薬でμ受容体に対しては拮抗する性質があるため，この二者はμ受容体作用薬とは併用しないのが原則である。

オピオイド受容体（*Opioid Receptor*）
▶オピオイド受容体とは，薬が結合する神経細胞の部分をいう。オピオイドによって作用する受容体が異なり，オピオイドの種類を変更して使用する場合に重要となる。
▶受容体に対する作用薬（アゴニスト）とは，受容体と結合してその活動を開始させ，鎮

痛効果をもたらす薬物であり，拮抗薬（アンタゴニスト）とは，受容体の活動をブロックし，鎮痛効果を阻害する薬物である。

▶中枢神経系に存在するオピオイド受容体には，主なものとしてμ（ミュー），κ（カッパー），δ（デルタ）がある。例えば，μ（ミュー）受容体作用薬の代表がモルヒネで，鎮痛作用をもたらす。一方，拮抗薬は塩酸ペンタゾシンやナロキソン塩酸塩で，受容体の活動をブロックする。オピオイドの過量使用にナロキソン塩酸塩を使用したり，モルヒネ使用中の患者に塩酸ペンタゾシンの併用を禁止する根拠はここにある。

受容体	主な存在部位	作用薬（アゴニスト）	拮抗薬（アンタゴニスト）	主な作用
ミュー（μ）	大脳皮質，視床など	モルヒネ塩酸塩/硫酸塩，コデインリン酸塩，フェンタニル，オキシコドン塩酸塩 部分的作用薬：ブプレノルフィン塩酸塩	ナロキソン塩酸塩 部分的拮抗薬：塩酸ペンタゾシン	鎮痛，多幸感，胃腸運動減少，徐脈，呼吸抑制，神経伝達物質の抑制，依存，縮瞳など
カッパー（κ）	脊髄，視床下部など	ブプレノルフィン塩酸塩，塩酸ペンタゾシン	ナロキソン塩酸塩	鎮痛，縮瞳，徐脈，利尿，嫌悪感，精神異常など
デルタ（δ）	錐体外路など	塩酸ペンタゾシン（一部）モルヒネ塩酸塩/硫酸塩（一部）ブプレノルフィン塩酸塩（一部）		依存，情動，神経伝達物質の抑制など

がん疼痛（Cancer Pain）

▶がん疼痛は急性あるいは慢性の痛みであり，断続的なこともある。多くは確定できる原因がある。通常，腫瘍の再発（浸潤）あるいは治療に関連して起こる（American Pain Society）。

コントロール感覚（Sense of Control）

▶どの程度自分で周囲の状況をコントロールできると感じているかという感覚で，コントロールの知覚，ローカス・オブ・コントロール（locus of control：自己の行動に対する責任の信念。一般的に，内的にローカス・オブ・コントロールをもつ人は，自分の行動や生活に関することをコントロールできると考え，外部にローカス・オブ・コントロールをもつ人は，本当の力は自分の外部にあり，それによって自分の性格は決定されているため，自分の力ではどうしようもないと考える傾向が強い），自己効力感，無気力，無力感，随伴性の判断，コントロールの概念を含む非常に複雑で広い概念。

▶社会的学習理論によるローカス・オブ・コントロール，学習性無気力の理論，認知的社会的学習理論，外傷的な生活体験に対するコーピングという社会心理学的理論の四つの概念のパラダイムを通して発展した。

コンプライアンス（*Compliance*）
▶ 保健医療従事者が患者の健康のために必要かつ有効であるとして勧めた指示に，患者が応じ，順守しようとすること。順守しない場合をノンコンプライアンスという。

自己効力感（*Self-Efficacy*）
▶ 自分はうまくある行動をとる能力がある，という個人の自信の程度。Banduraの理論において提唱された用語。この理論では，予測できない状況やストレスフルな状況において，個人の能力をどう知覚するかは，その人の態度や動機，考え方，感情的な反応が影響するとされている。

心因性疼痛（*Psychogenic Pain*）
▶ 身体的には痛みの原因が存在せず，心理的な要因によって生じているもの。がん患者では皆無といってよい。DSM-Ⅳでは「疼痛性障害」と変更されている。

侵害受容性疼痛（*Nociceptive Pain*）
▶ 身体の内外から侵害刺激が加わって生じる痛みをいう。侵害受容性疼痛は，さらに体性痛と内臓痛に分けられる（横田，1998）。

神経障害性疼痛（*Neuropathic Pain*）
▶ 末梢神経や中枢神経の機能障害あるいは障害によって生じる痛み（Twycross，1994）。

体性痛（*Somatic Pain*）
▶ 体性感覚線維が興奮したときに生じる痛み（横田，1992）。すなわち，皮膚や体表の粘膜，骨格筋，靱帯，骨膜などに分布する神経が関与して生じる痛みである。

鎮痛補助薬（*Adjuvant Drugs*）
▶ 主たる薬理学的作用としては鎮痛作用がないが，鎮痛薬と併用すると鎮痛効果を高めたり，特定の状況下で鎮痛効果を出現させたりする薬物を指す（恒藤，1995）。抗うつ薬，抗けいれん薬，抗不整脈薬，コルチコステロイドなどが含まれる。

鎮痛力価（*Analgesic Potency*）
▶ 医薬品が一定の鎮痛作用を示す量。オピオイドの中でも，モルヒネ経口薬1mgの鎮痛力価を1とすると，オキシコドン塩酸塩経口薬（オキシコンチン®）1mgの鎮痛力価は1.5となる。

等価鎮痛量（*Equi-Analgesics*）
▶ ほぼ等しい鎮痛効果を示す薬物の量。モルヒネ経口薬30mgは，コデインリン酸塩経口薬200mgとほぼ同等の鎮痛効果を示す。

内臓痛（*Visceral Pain*）
▶ 内臓痛覚線維が興奮して生じる痛み（横田，1992）。

発痛物質（*Pain Producing Substances*）
▶ 傷害された組織で生じる化学物質で，プラズマキニン（ブラジキニン，カリジン），セロトニン，カリウム，ヒスタミン，プロスタグランジンなどがある。

フェイススケール（*Faces Scale*）
▶顔の表情によって痛みの程度を表現するスケール。小児を対象に開発されたもので，Wong & Baker Faces Scale が有名。3歳以上ならば理解できるといわれている。大人では検証されていない。表情によってバイアスがかかる可能性が指摘されている。

不耐性（*Intolerance*）
▶医薬品における不耐性とは，通常ならば代謝できる医薬品であるのに，代謝能力が低いためにその医薬品の耐え難い副作用が出現してしまうことである。

プロドラッグ（*Prodrug*）
▶薬の有効成分は，体内に入ったあと，目的の部位に到達するまでに，様々な体内の代謝を受けたり，組織移行における関門を通ったりする。このような過程において，生体内で活性化されることによって，より作用を発揮する医薬品のことをプロドラックという。最近，副作用などの軽減を期待して注目されている。

ペインフローシート（*Pain Flow Sheet*）
▶痛みの強さ，鎮痛薬の使用など痛みに関する情報を経時的に記録する用紙。経時的に記録することで，疼痛治療やケアの効果が評価しやすくなる。

麻薬（*Narcotic*）・医療用麻薬
▶モルヒネ様の強力な鎮痛作用をもつ薬物を"麻薬"と総称してきた。しかし，薬理学的な意味はない。医療用に使用する麻薬の表現については，"依存症"や"中毒"などの悪いイメージがあるため，モルヒネ様の作用をもつ薬物は，オピオイド，もしくは医療用麻薬と呼ぶようになってきている。
▶一般的に麻薬とは，麻薬及び向精神薬取締法（昭和28年制定，平成25年6月最終改正［平成25年12月現在］）において指定されている物質である。麻薬施用者や麻薬管理者は，都道府県知事の免許が必要となる。取り扱いについては，各都道府県によって詳細が規定されている。厚生労働省から麻薬管理の詳細について記載された麻薬管理マニュアルが作成されている。

レスキュー（*Rescue*）・レスキュードーズ
▶痛みが出現し始めたときに臨時に使用する薬物量のこと。臨時薬そのものを指すこともある。施設や専門家によって「レスキュー」と呼ぶ場合と，「レスキュードーズ」と呼ぶ場合がある。
▶オピオイド製剤使用中のレスキューは，定期の同種オピオイド1日量の1/6を1回量とするのが原則。注射薬の場合は，1～2時間量を早送りする。

本書を読んでくださった皆さまへ

　この本を手に取っていただいてありがとうございます。読んでみていかがだったでしょうか？本書は雑誌『ナーシング・トゥディ』Vol.12, No.13（1997年）の特集として企画されたものが1冊の本になったのがはじまりです。オピオイド系鎮痛薬はMSコンチンとモルヒネ水だけだった時代に、臨床で出会う患者さんから痛みによるつらさを訴えられ、どうしていいかわからないジレンマを感じていました。"臨床現場で働く看護師が実際に体験する場面で手軽に役立つ、しかもその看護実践の根拠となる理論や研究結果が一目でわかるような本"というコンセプトで生まれた雑誌の特集が書籍化され、皆さまに読まれるようになって早いもので20年近く過ぎようとしています。今では、オピオイド系鎮痛薬は種類が増え、より患者さんの疼痛や生活様式にあわせて選択ができるようになるとともに、疼痛は第5のバイタルサインといわれ、定期的で継続的なアセスメントが行われるためのシステムも整えられるようになりました。

　入院期間も短縮し、自宅で自身の疼痛をマネジメントしながら生活する患者さんをどう支援するか、看護だけの支援でなく様々な職種の人とともにチームとしてどうかかわるかが求められる現在、臨床では医療者が疼痛を知ることに加えて、患者さんや家族ができることがより重要となっている気がします。もちろん、エビデンスに基づいて医療者が疼痛に対応するために、アセスメントにより疼痛を知ることや実践の根拠を知ることは大切です。ただ、知るだけで満足するのではなく、その情報や知識を患者さんや家族自身のマネジメントにどう生かすか、自分の活動成果を患者さんや家族の方にどう示すかも考えていく必要があると感じます。最近お会いした患者さんに、「今までもずっといろいろなところが痛かったのに、急に痛み痛みって聞かれてもねぇ。それで若いときみたいに痛みが全部よくなるわけでもないでしょ。痛みについて看護師さんに話して何が変わるの？」と質問をされました。このような疑問の言葉に看護はどう答えるかが、今求められていることなのかもしれません。

　この本が、疼痛に関する知識の獲得だけでなく、患者さんや家族の方、関係する医療チームの人に、看護の立場をきちんと伝え、協働することに少しでもお役に立てれば幸いです。そして、疼痛に関係するすべての人がお互い話し合い、助け合いながら、患者さんの痛みのある生活を少しでもよくするためのヒントをみつけていただけたらと願っています。

　最後に、40歳代半ばを迎え体力と気力の衰えを感じる今日この頃、原稿執筆の遅さに磨きがかかった私たちをおおらかな心で温かく見守っていただきました日本看護協会出版会出版部門の金子あゆみ様にも深くお礼と感謝を申し上げます。

2014年1月　編集・執筆を代表して
熊谷　靖代

索引

欧文

EBM（Evidence-based Medicine）…8
EBN（Evidence-based Nursing）…8
EBP（Evidence-based Practice）…8
Mind-Body Therapy……72
NMDA受容体チャネル拮抗薬…59, 60
NRS（Numeric Rating Scale）
……………………11, 31, 127
NSAIDs（Non-Steroidal Anti-Inflammatory Drugs）……1, 18, 19, 35, 42, 50, 51, 54, 127
PCA（Patient-Controlled Analgesia）
……………………………127
presence……………………67
QOL…………………………1, 28
VAS（Visual Analog Scale）
……………………11, 31, 93, 114, 127
VRS（Verbal Rating Scale）
……………………31, 114, 127
WHO3段階除痛ラダー
……………………36, 48-50, 127
WHO方式がん疼痛治療法…1, 47, 77

あ行

アサーション…………………116
アセスメント……27, 40, 45, 75, 81, 96
アロディニア…………………22, 58
痛み………1, 17, 27, 75, 77, 92, 113
　―の悪循環………………23, 104
　―のアセスメント…………27, 40
　―の閾値………18, 25, 36, 66, 78, 84
　―の意味……………………77
　―の原因……………………23
　―の神経学的分類…………33
　―の定義……………………17
　―の部位……………………29
　―のメカニズム…………19, 28, 40
胃腸障害………………………50
イメージ法……………………5, 72
医療者のベッドサイドマナー……69
医療法…………………………7, 14
インフォームド・コンセント
……………………………7, 12, 88

か行

うつ（抑うつ）………………2, 18, 82
うつ病…………………………81
エビデンス……………………7
エビデンスレベルの分類……10
嘔気………53, 55, 57, 59, 61, 94, 99, 105
嘔吐…………41, 52, 55, 57, 105
オーバードーズ………………11, 54
オピオイド……1, 5, 18, 22, 40, 50, 59, 91, 95, 99, 124, 127
　―の減量……………………53
　―の増量……………………52
　―の同等量の換算目安……55
　―の副作用…………………55
　―の副作用対策に使う薬物…57
　―の保管場所………………61
オピオイド受容体……………52, 127
オピオイドスイッチ…………40, 54, 56

か行

介護保険制度…………………77, 125
外来通院………………………121
加温……………………………5, 71
化学療法………………18, 23, 107
家族…………2, 36, 61, 69, 84, 95, 98
がん……………………………76
がん患者………………………1
看護技術………………………65, 75
がん告知………………………84
看護者の倫理綱領……………14
患者・家族…………11, 28, 46, 77, 87, 121
患者・家族教育………5, 46, 77, 87
がん対策基本法………………7, 76
がん治療のプロセス…………79
がん疼痛………1, 7, 17, 18, 23, 39, 76, 87, 93, 128
関連痛…………………………20
緩和技術………………………5
緩和ケア………………………76
緩和療法………………………101
気分転換………………29, 32, 66, 103
急性疼痛………………………18, 37
教育………………………86, 92, 95, 96
強オピオイド…………………42, 51
局所麻酔薬……………………105

さ行

記録……………………61, 114, 124
グリーフケア…………………86
結果期待………………………88
血中濃度………41, 48, 53, 95, 105
下痢……………………41, 53, 56, 107
研究……………………………8, 10
倦怠感…………………………2, 24
抗うつ薬………………22, 59, 60, 129
効果持続時間…………40, 44, 47
抗がん剤………………56, 99, 107
抗けいれん薬…………22, 59, 60, 129
口内炎…………………………23, 107
抗不整脈薬……………22, 59, 60, 129
効力比…………………………54
呼吸抑制………………………52, 57, 58
個人情報保護…………………14
骨転移…………………………50, 77, 102
コーピング……………………75, 79, 88
コミュニケーション
……………………5, 46, 68, 85, 96, 117
コルチコステロイド…………59, 60, 129
根拠……………………………7, 11, 88
コントロール感覚……28, 69, 88, 128
コンプライアンス……………129

さ行

最高血中濃度到達時間………11
最大効果発現時間……………40, 44, 47
在宅療養………………40, 92, 96, 125
在宅療養支援診療所…………125
催眠……………………………72
自己効力感……………………88, 129
支持的精神療法………………82
疾病利得………………………78
社会資源………………………97, 125
社会的学習理論………………88, 128
弱オピオイド…………………42, 50
手術療法………………………108
使用済み空アンプル…………61
情報………………5, 8, 13, 82, 97, 113, 124
情報提供………………………5, 10, 124
心因性疼痛……………………129
侵害受容性疼痛………………18, 129
鍼灸……………………………108

神経障害性疼痛 …………… 18, 29, 32, 58, 129
　　―に対する鎮痛補助薬ラダー ……… 59
神経破壊薬 ……………………………… 105
神経ブロック ………………………… 11, 104
心身療法 …………………………………… 72
ステロイド性抗炎症薬 …………………… 19
ストレス ………………………… 70, 98, 103
スピリチュアルケア ……………………… 83
スピリチュアルペイン …………………… 78
精神症状 …………………………………… 81
精神的要因 ……………………………… 5, 75
精神面・社会面・スピリチュアルな
　側面 ………………………… 2, 36, 39, 65, 75
精神面への援助 …………………………… 81
制吐薬 ……………………………… 56, 57, 61
積極的傾聴 ………………………………… 82
説明 ………………………… 12, 90, 96, 102, 124
説明責任 …………………………………… 7
セルフケア ………………………………… 95
漸進的筋弛緩法 …………………………… 72
全人的苦痛 …………………………… 23, 65
先入観 ……………………………………… 79
側にいること …………………………… 5, 67

た 行
体位変換 …………………………………… 73
退院計画 …………………………………… 96
退院後のサポート体制 …………………… 98
退院調整 ………………………………… 121
退院調整フローチャート ……………… 123
体性痛 ………………………………… 18, 29, 129
タイムスケジュール ………………… 41, 45
退薬症状 ……………………………… 45, 53
多職種 …………………………………… 47, 111
チームアプローチ ……………………… 111
チーム医療 …………………………… 12, 118
鎮痛補助薬 ………… 18, 22, 32, 50, 58, 60, 129
鎮痛薬 …………………… 1, 5, 22, 33, 35,
　39, 42, 78, 87, 96, 127

　―の使用経路 ……………………………… 40
鎮痛有効域 …………………………… 48, 55
鎮痛力価 ……………………………… 54, 129
痛覚線維 …………………………………… 19
電撃痛 ………………………………… 11, 22
添付文書 …………………………………… 12
等価鎮痛量 ……………………………… 129
疼痛 ………………………………… 11, 96, 108
疼痛評価 …………………………………… 11
投与経路の変更 …………………………… 5
毒性発現域 …………………………… 53, 55
トータルペイン ………… 5, 23, 49, 65, 75

な 行
内臓痛 ………………………………… 18, 29, 129
眠気 …………………………………… 44, 53, 56, 58
ノンコンプライアンス ……………… 92, 129

は 行
発痛物質 ……………………………… 19, 50, 129
非ステロイド性抗炎症薬
　…………………………… 1, 18, 19, 35, 50, 127
皮膚神経分布図 ………………… 11, 29, 31
不安 ………………… 2, 24, 36, 41, 70, 82,
　96, 102, 106, 109
フェイススケール …… 11, 31, 93, 114, 130
副作用 ……………… 40, 46, 54-57, 96, 103, 124
服薬指導 ……………………………… 41, 55
服薬忘れ ……………………………… 41, 45
不耐性 …………………………………… 130
プライバシー ……………………… 15, 90
プラセボ …………………………………… 23
プロスタグランジン ………… 19, 50, 129
プロドラッグ …………………………… 130
文献 ………………………………………… 8
ペインスケール ………… 11, 29, 93, 114
ペインフローシート ……………… 33, 130
ペインマネジメント ………… 1, 11, 27,
　39, 47, 65, 76, 87, 95, 101, 112, 121

　―における看護師の役割 …………… 4
　―における基本薬物 ………………… 47
　―の阻害因子 ………………………… 3
便秘 ……………………… 8, 15, 23, 52, 55,
　57, 91, 94, 107
放射線治療 ……………………………… 101
訪問看護 ………………………………… 125
ポジショニング ………………………… 73

ま 行
マッサージ ………………………… 5, 59, 70
末梢性感作 ………………………………… 22
麻薬 ……………………… 3, 36, 46, 91, 95, 124, 130
麻薬管理者 ………………………… 61, 124, 130
麻薬事故届 ……………………………… 61
麻薬廃棄届 ……………………………… 61
慢性疼痛 ……………………………… 18, 37
満足度 …………………………………… 37
モルヒネ ……………… 3, 36, 46, 77, 94, 99, 127

や 行
薬物選択 …………………………………… 40
薬物の自己管理 ……………………… 89, 97
薬物療法 ……………………… 4, 39, 65, 95
　―における看護師の役割 …………… 39
輸液 ……………………………………… 67

ら 行
ライフサイクル ………………………… 78
リラクセーション ………………… 5, 71
冷却 ………………………………… 5, 71
レスキュー ………… 11, 41, 52, 54, 87, 130
　―の原則 ……………………………… 44
ローカス・オブ・コントロール
　………………………………………… 88, 128

わ 行
ワインドアップ現象 …………………… 23

索引 [薬物名]

欧文
MSコンチン® … 41, 42, 44, 52, 54, 55, 99

あ行
アスピリン … 50
アセトアミノフェン … 1, 42, 50
アナフラニール® … 60
アミトリプチン塩酸塩 … 60
アローゼン® … 57
アンペック® … 42, 44, 55
イフェンプロジル酒石酸塩 … 60
イミプラミン塩酸塩 … 60
インドメタシン … 19
エチルアルコール … 105
塩酸ペンタゾシン … 127, 128
オキシコドン塩酸塩
　 … 12, 42, 44, 55, 127-129
オキシコンチン® … 12, 42, 44, 55, 129
オキノーム® … 42
オキファスト® … 42
オプソ® … 41, 42, 44, 54

か行
カディアン® … 42, 55
ガバペン® … 60
ガバペンチン … 60
カルバマゼピン … 60
カルボカイン® … 105
キシロカイン® … 60, 68, 105
クロナゼパム … 60
クロミプラミン塩酸塩 … 60
ケタミン塩酸塩 … 60
ケタラール® … 60
コデインリン酸塩
　 … 1, 42, 44, 50, 55, 127-129

さ行
酸化マグネシウム … 57
ジクロフェナクナトリウム
　 … 19, 42, 50, 127
新レシカルボン® … 57
水酸化マグネシウム … 57

セレネース® … 57
セロクラール® … 60
センナ … 57
センナ® … 57
センノシド … 57

た行
炭酸水素ナトリウム・無水リン酸
　二水素ナトリウム配合 … 57
デカドロン® … 60
デキサメタゾン … 19, 60
デキストロメトルファン臭化水素酸塩
　 … 60
テグレトール® … 60
デパケン® … 60
デュロテップ®MTパッチ … 42, 54, 55
トフラニール® … 60
トラマドール塩酸塩 … 42
トラマール® … 42
トリプタノール® … 60
ドンペリドン … 57

な行
ナイキサン® … 42
ナウゼリン® … 57
ナプロキセン … 42, 127
ナロキソン塩酸塩 … 57, 58, 128
ノバミン® … 57

は行
パシーフ® … 42
バルプロ酸ナトリウム … 60
ハロペリドール … 57
ピコスルファートナトリウム … 57
ヒマシ油 … 57
フェノールグリセリン … 105
フェンタニル … 42, 54, 55, 127, 128
フェンタニル® … 42
フェンタニルクエン酸塩 … 42
フェントス®テープ … 42
ブピバカイン塩酸塩 … 105
ブプレノルフィン塩酸塩 … 127, 128
プリンペラン® … 57

フルオロウラシル … 107
プルゼニド® … 57
フルルビプロフェンアキセチル … 42
プレガバリン … 60
プロカイン塩酸塩 … 105
プロクロルペラジン … 57
ベタメタゾン … 19, 60
ペンタジン® … 127
ボルタレン® … 42, 50, 127

ま行
マーカイン® … 105
ミルマグ® … 57
メキシチール® … 60
メキシレチン塩酸塩 … 60
メサドン塩酸塩 … 42
メサペイン® … 42
メジコン® … 60
メトクロプラミド … 57
メトトレキサート … 107
メピバカイン塩酸塩 … 105
モニラック® … 57
モルヒネ塩酸塩 … 41, 42, 44,
　52, 54, 55, 127, 128
モルヒネ塩酸塩® … 42
モルヒネ硫酸塩 … 41, 42, 44,
　52, 54, 55, 99, 127, 128

ら行
ラキソベロン® … 57
ラクツロース … 57
ランドセン® … 60
リドカイン塩酸塩 … 60, 68, 105
リリカ® … 60
リンデロン® … 60
レペタン® … 127
ロキソニン® … 42, 50, 54, 127
ロキソプロフェンナトリウム
　 … 42, 50, 54, 127
ロピオン® … 42

わ行
ワンデュロ®パッチ … 42

新装版 ナースによるナースのための
がん患者のペインマネジメント

1999年11月15日	第1版第1刷発行	〈検印省略〉
2006年 1月10日	第1版第5刷発行	
2007年 6月20日	新版第1刷発行	
2011年 9月20日	新版第4刷発行	
2014年 2月 1日	新装版第1刷発行	

編集・執筆● 高橋美賀子 / 梅田 恵 / 熊谷靖代
発　　　行● 株式会社 日本看護協会出版会
　　　　　　〒150-0001 東京都渋谷区神宮前5-8-2 日本看護協会ビル4階
　　　　　　〈編集〉〒112-0014 東京都文京区関口2-3-1 TEL / 03-5319-7171
　　　　　　〈コールセンター：注文〉TEL / 0436-23-3271 FAX / 0436-23-3272
　　　　　　http://www.jnapc.co.jp

装　　　丁● 齋藤久美子
イ ラ ス ト● 田上千晶 / 伊東としお
印　　　刷● 株式会社 教文堂

本書の一部または全部を許可なく複写・複製することは著作権・出版権の侵害になりますのでご注意ください。

ⓒ2014 Printed in Japan　　　　　　　　　　　　　　　　　ISBN978-4-8180-1798-6

付録 [鎮痛薬一覧表]

WHOラダー	鎮痛薬一般名（商品名）	投与経路	剤形	経口モルヒネとの等価鎮痛量（効力比）	効果発現時間	最大効果発現時間	標準使用間隔	主な特徴	
（非オピオイド）第1段階	アセトアミノフェン	経口	錠・散・シロ	−	−	30～60分	6時間	・抗炎症作用はほとんどない。胃腸障害を起こしにくい ・坐剤もある	
		経直腸	坐剤	−	−	1～1.6時間	6時間		
	ジクロフェナクナトリウム（ボルタレン®など）	経口	錠	−	15～45分	2.7時間	6～10時間	・NSAIDsの中でも鎮痛効果が強力であるが、副作用には注意が必要である。特に胃腸障害に対しては予防的な対策が勧められる ・1日2回服用のカプセルもある	NSAIDsは共通してプロスタグランジン産生抑制作用による鎮痛作用、抗炎症作用をもつ ・胃腸障害、腎障害、血小板減少などの副作用があるため、注意が必要
		経直腸	坐剤	−	10～90分	48～60分	8時間		
	ナプロキセン（ナイキサン®など）	経口	錠カプセル	−	30～60分	2～4時間	12時間	・解熱作用も強く、腫瘍熱に使われることが多い ・長時間作用型	
	ロキソプロフェンナトリウム（ロキソニン®など）		錠・散	−	−	27分	8時間	・鎮痛・抗炎症作用は強いが、プロドラッグで胃腸障害が少ない	
	フルルビプロフェンアキセチル（ロピオン®）	静脈	注	−	−	6.7分	8～12時間	・NSAIDsで唯一の注射薬 ・経口・坐剤の使用が困難な場合に使いやすい	
（弱オピオイド）第2段階	コデインリン酸塩水和物	経口	錠・散	1/6（360mg）	30～45分	1～2時間	4～6時間	・体内で一部がモルヒネに変換されるため、モルヒネと同様の鎮痛作用をもつ ・鎮咳目的で使用されることも多い	
	トラマドール塩酸塩（トラマール®）		カプセル	1/5	30分	約1.5時間	4～6時間	・トラマドールおよび活性代謝物（M1）がオピオイドμ受容体に結合し作用を発揮するほか、SNRI（セロトニン・ノルアドレナリン再取り込み阻害薬）と同様の作用があり、下行性鎮痛抑制系を賦活させることで神経障害性疼痛に対する効果、抗うつ効果を発揮する ・劇薬指定で、麻薬に指定されていない ・SNRIと同様の作用があるため、心疾患のある患者へは慎重投与 ・トラマドールとアセトアミノフェンの配合錠であるトラムセット®が発売されたが、がん疼痛には保険適応がない	
（強オピオイド）第3段階	モルヒネ塩酸塩水和物速放製剤（モルヒネ塩酸塩®、オプソ®など）	経口	錠・末水溶液	1（60mg）	10～15分	30～60分	4～6時間	・速効性製剤のため、レスキューとして用いられることが多い ・末では非常に安価である	・モルヒネ製剤は共通して、有効限界がなく、増量しても効かなくなることはない ・呼吸抑制や眠気の副作用は耐性ができるため、数日かけて徐々に増量すれば問題となることはほとんどない ・鎮咳効果を有する
	モルヒネ硫酸塩水和物徐放錠（MSコンチン®など）		錠	1（60mg）	70分	2～4時間	8～12時間	・1日2回の徐放性製剤。場合によっては1日3回とすることもある	
	モルヒネ硫酸塩水和物徐放剤（カディアン®など）		カプセル	1（60mg）	36～60分	6～8時間	12～24時間	・1日1回の徐放性製剤であるため簡便。中が細粒になっており、カプセルから出して使用することも可能	
	モルヒネ塩酸塩水和物徐放剤（パシーフ®）		カプセル	1（60mg）	15～30分	40～60分	12～24時間	・1日1回の徐放性製剤。120mgの製剤があり、高用量の服用に便利	
	モルヒネ塩酸塩水和物坐剤（アンペック®）	経直腸	坐剤	1～1.5（45～60mg）	20分	1～2時間	6～10時間	・経口困難時に使用できるが、排便との関連など配慮が必要 ・吸収は一般的な坐剤に比べ緩徐	
	モルヒネ塩酸塩水和物注射薬	静脈	注	3（20mg）	直ちに	10分以上	持続またはレスキューとして15～30分毎	・速効性があり、激痛に対しても緊急対応できる ・微量調節が可能で、適量調節がしやすい ・24時間持続投与が原則とされているため、器具につながれるというデメリットがある	
		皮下	注	2～3（20～30mg）	数分	10～20分以上	持続またはレスキューとして15～30分毎		
		硬膜下	注	1/20～1/10（3～6mg）	30分	1時間以上	持続またはレスキューとして15～30分毎	・速効性で、激痛に対する緊急対応ができる ・埋め込み式でないと感染の問題があり、長期使用は困難。入浴ができない	
	オキシコドン塩酸塩水和物徐放錠（オキシコンチン®）	経口	錠	1.5（45mg）	12分（吸収開始）	2～3時間	8～12時間	・1日2回の徐放性製剤。場合によっては1日3回とすることもある ・5mg製剤があり、低用量から開始可能	・モルヒネと同様の鎮痛効果をもつが、代謝産物の活性がほとんどないため、腎障害があっても使いやすい ・神経障害性疼痛にも有効ともいわれている ・鎮咳効果については不明
	オキシコドン塩酸塩水和物注射薬（オキファスト®）	静脈皮下	注	1～1.2	直ちに	5分	持続またはレスキューとして静注10分以上、皮下注20分以上あけて	・オキシコドンの注射薬として発売された（パビナール®注もオキシコドン注射薬であるが、ヒドロコタルニンが含有されており、使用しにくかったため普及していなかった）	
	オキシコドン塩酸塩水和物速放錠（オキノーム®）	経口	散	1.5（45mg）	12分（吸収開始）	1.7～2時間	4～6時間	・オキシコドンの速効性製剤 ・オキシコンチン®服用中のレスキューとして使用できる	
	フェンタニル（デュロテップ®MTパッチ）	経皮	貼付剤	100（4.2mg）	2時間	17～48時間	72時間（場合によって48時間）	・3日に1回の貼り替えで済むため簡便 ・経口摂取が困難な場合に在宅でも使いやすい ・用量調節が細かくできないため、オピオイドの必要量が定まってから用いるのが原則 ・体温や発汗などの影響を受けやすい	μ1受容体選択性、代謝産物の活性が少ないことなどから、眠気や嘔気、便秘などの副作用が比較的少ない ・鎮咳効果はない
	（ワンデュロ®パッチ）			100	−	18時間（3日間連続投与で66時間）	24時間	・デュロテップ®MTパッチの1日1回貼付タイプ。3日に1回では貼り替えを忘れやすい場合や毎日の入浴で剥がれやすい場合などによい	
	フェンタニルクエン酸塩（フェンタニル®）	静脈	注	600（0.05mg）	直ちに	3～5分	持続または30～60分	・右記の理由に加え、半減期が短いため、モルヒネ注に比べて副作用が少ない ・モルヒネによる副作用に難渋した場合に、オピオイドスイッチすることが多い ・硬膜外からの投与も可能	
	（フェントス®テープ）	経皮	貼付剤	100	−	約20時間	24時間	・フェンタニルの1日1回貼付タイプ ・他のフェンタニル貼付剤と同様の薬理作用	
	メサドン塩酸塩（メサペイン®）	経口	錠	確立していない	30分	3～5時間	8時間	・メサドンは代謝が非常に遅く、半減期は24～48時間である。そのため増量する際には7日以上あけて行うことが必要とされている ・NMDA受容体拮抗作用がある ・QT延長など重大な副作用を起こす可能性があり、オピオイドの使用経験が豊富な医師のみが処方すべきとされている	

新装版 がん患者のペインマネジメント／付録 ● 日本看護協会出版会